品牌介紹

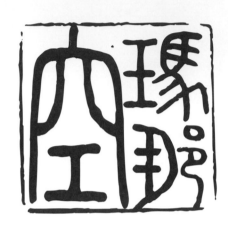

　　印章象徵著心心相印及合一，隱含著將瑜珈手印、身印、心印合一的深遠寓意，Kamala'老師相信，在我們每個人走進 Kamala'殿堂，領略瑜珈內在精華智慧的同時，都能回歸到與生俱來的自然、純淨、豐足、喜悅，成為真正的空瑪那 Kamala。

「kamala」空瑪那這個字義在梵文中對女性而言，有二種含意：
其一是語言學上的意思，是爲「擁有美麗者」。
其二是「美麗的化身」， 也意指純淨、潔白的白色蓮花；
對男性而言，則泛指蓮花、柔和、甜美。
同時 Kamala 也是脈輪「Chakra」的別名。

　　空瑪那是 Kamala'宸甄老師自創的身心品牌。Kamala'老師以 Shiva 希瓦、Gheranda 葛蘭達、Astavakra 阿士塔代克拉、Svatmarama 斯瓦特馬拉摩、Patanjali 帕塔加利等上師所著的瑜珈經典做爲核心精神，依循著正確的瑜珈修習態度做教授，期許學員能把瑜珈內在精華智慧及外在肉身健康做爲其修習的目標，達到"身心靈合一"的境界(三摩地冥想 Samadhi)，這也正是瑜珈 YOGA 這個字梵文的字義。

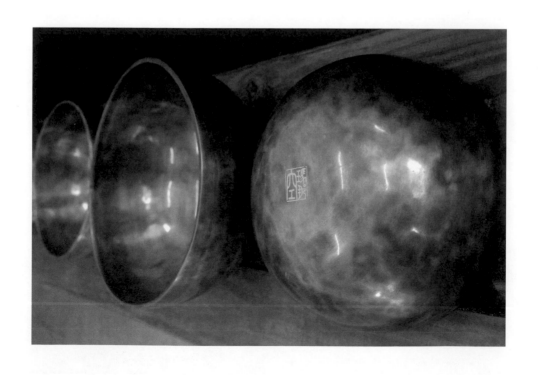

作者介紹及書本起源

　　Kamala'宸甄老師是一位實修實煉的瑜珈行者，在 Kamala'老師修習瑜珈的過程中，本著對這些古老智慧的景仰，帶著求知若渴的心，親赴尼泊爾、印度研修。也在瑜珈志業這一路上不間斷的研讀精進，實修實煉瑜珈 7000 年來的珍貴經典，並將這些難得的瑰寶融合再創新，以深入淺出、符合現代人修習與操練的方式來造福學員。

　　由於 Kamala'老師有著豐富的教學經驗、紮實的專業素養，除了瑜珈志業以外，對身心靈領域也有廣泛涉獵及獨到的見解，擅長身心靈引導及各類自然療法，也在臺灣多家醫療機構做長期合作授課，各機關單位應邀演講，多年積累下來，早已是業界知名的瑜珈導師，不但讓更多人瞭解身心靈健康的重要性，也培訓出眾多優秀的瑜珈師資及銅缽師資，同時也是臺灣地區數一數二的銅缽研究者、老缽蒐藏者。

　　有鑑於此，在各界好友的殷殷期盼與熱情邀約之下，讓 Kamala'老師興起了將多年所學所獲編輯成書和更多銅缽愛好者分享的念頭，而促成了此書出版的機緣，也做為其在人生志業上一個重要的里程碑。更期許本書能做為讀者諸君修習銅缽時的參考，用循序漸進的學習與正確認知、莊重而嚴謹的心態，讓自己不只是個銅缽操作員，而是能以成為一位銅缽修習人為目標，用銅缽造福自己、利益他人。

◎台灣國際瑜珈協會 理事長
◎台灣首位 YAI 印度瑜珈聯盟
　Hatha Yoga Grand Master
　哈達瑜珈大師級別認證
◎WYF 世界瑜珈聯盟授證
　Yoga Grand Master 瑜珈大師級別
　認證(受歐盟及美國政府認可)
◎YAI、WYF 500 小時認證培訓講師
◎印度 Bangalore 阿育吠陀博士
　醫學院取得 RASAYANA 回春術證照
◎日月潭涵碧樓酒店集團
　銅缽培訓專任講師
◎「空瑪那」品牌發起人
◎現任大陸瑜珈平台線上授課老師
◎受邀中國印度國際瑜珈節授課老師
◎20 年以上學習經驗 15 年以上
　25000 小時授課經驗

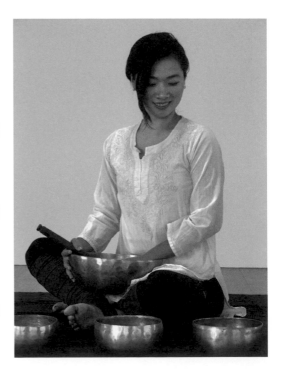

本書目錄

作者自序

　　我將自己的人生經歷大概分為三個階段：

　　(一)國小特殊經歷 (二) 出社會 (三)現在的瑜珈志業。

　　每個成長階段都有不同的挑戰與故事，都是人生中獨特的風景，給予我成長的智慧及養份。也正因為這些經歷，讓我有更加堅定的信念及決心，得已繼續在身心靈引導這條道路上繼續前行。

(一)國小特殊經歷：

　　我從小是個很像男孩的野丫頭，會跟男生吵架、不服輸，脾氣和成績都不太好，非常活潑好動，總是做出各種令大人覺得危險萬分的舉動。到了我 10 歲時，有一天半夜開始，一直在半夢半醒之間體驗各種奇怪感受，連著三天無法入睡全身發燙，當時不知道是發生什麼事，後來才知道，原來當時的我正在修煉瑜珈七個脈輪的身印引發拙火。

　　或許這個奇特的經歷，令我茅塞頓開，讓原本好動又呱噪的我，變得平靜沉穩，就算一整天沒說話也覺得平靜與安寧。記憶力也有驚人的成長，讀書成績更從 40 幾名快速變成第 2 名。

(二)在出社會後，我是個有點完美主義、自我意識活躍的女孩。

　　後來跟別人一起工作，因為一些溝通不良造成身心壓力，當時嘗試過很多方法，最後才接觸到瑜珈，不但修整了自己的內心，也藉由運動讓自己更健康，這才讓自己的身心由內而外慢慢的平衡，恢復以往的開朗與活力。

　　早期開始接觸瑜珈時，是母親帶我一起去的，因為當時有很多健康狀況，才勉強練習，由於動作緩慢有些乏味，所以時常蹺課。直到後來班上的一位大媽，在臺上分享她練習瑜珈的成效，我心想：有這麼神奇嗎？便去向她請教。原來她是每天上課、自律且勤奮的人，當然就有好效果囉。於是自己也開始積極的練習。

　　在這過程中，不但健康狀況改善了、負面情緒也減少很多，現在才明白我們的身體就像是一汪清泉，不動的話就變成死水(負面情緒)，因此需要常流動身心才會健康。不論遇到什麼事，只要能藉由自律與正向思維，自然就有動力再繼續前進。同時，也會越來越懂得與自己相處。

　　由於有這樣神奇的改變，令我決定在瑜珈和相關領域繼續鑽研，一開始只著重在運動傷害、自然療法及中西醫醫學領域，後來接觸到瑜珈內在心靈的引導時，突然喚醒小時候三天無法入睡的記憶。很感謝老天爺在小時候就已經給予我這些智慧的啟發，而且不只是我，其實每個人都是很受上天眷顧的。

(三)瑜珈志業：

　　在多年教學的過程中，我看過許多的學員，從中體悟到如果要解決身心的問題，重點還是要靠能量流動，在生活中有各種能量的互動及引導，只要藉由律動讓身體能量流動，就可初步將不好的負面能量排除。再來就是打坐、呼吸、冥想等等靜心方式，就可以有效改變對人事物舊有的認知，甚至還能幫助我們跳脫舊思維、看見更宏觀的自己。

　　從事瑜珈教學、經營瑜珈事業的路上，其實還是會遇到工作上的煩惱讓自己的身心又 down 下來，但是有了前車之鑑，就知道透過瑜珈及冥想增加腦內啡，將負面能量轉換變成正能量與愛，體驗大腦的內分泌給我們的力量(近似於三摩地)並持續練習一段時間後，便能有效改善。也正由於我以往受過身體和心靈的苦，而瑜珈的古老哲學似乎隱含了一條捷徑，可以解決我們人生中會遇到的身心靈狀況，在需要時人人都可以隨時隨地取用。所以瑜珈也從我的事業升華成了志業，希望藉由瑜珈的推廣，讓更多人發現這條捷徑，學習這個能力。

　　或許有人覺得瑜珈經典談及的動作、呼吸法、身印、手印、冥想、三摩地很難學，千百年來用了許多方法都無法普及，但其實沒有想像中難。當然，修行的法門萬千，每個人的根器及適合的法門也不盡相同。

　　但是「頌缽銅缽」是我在這麼漫長的歷程中發現到，能快速幫助靜心冥想的工具，它簡便易學好操作，也是大眾都適用的好方法，運用銅缽來冥想速度至少增加 50%。

　　我們肉身會感冒、生病、有種種的不舒服，同樣的，心靈也會遇到各式各樣的問題，但追根究底來說，都是源於身心失去彈性，影響到大腦和睡眠品質，進而影響到生活各層面所導致。

　　只要透過學習銅缽，就能讓缽音幫助自己的身心靈好好休息。所以稱銅缽為千年來修行人的冥想用具，及最好的入睡神器，實在是當之無愧。這也是督促我出書、以及將這些資訊與大眾分享的主要因緣之一，希望銅缽的好能讓更多人知道，造福大眾。

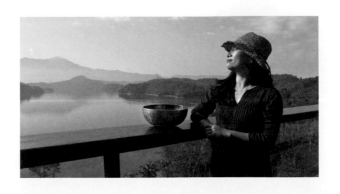

前言

Daily ask：如何讓自己獲得最大力量？我的最佳力量是什麼？
淺談心靈療癒的迷思

　　對於身為萬物之靈的人類來說，最珍貴的就是我們心的力量。對一般人而言，思緒並不侷限於現在，還會被過去與未來的事物所牽絆，而在當下所抱持的態度，將會影響他對過去及未來事物的看法，舉個很淺顯易懂的例子來說，如果一個人現在是沮喪的，那他面對過去的看法便是後悔的、負面的、執著的；面對未來更是舉步維艱、處處憂心。

　　因此，真正的療癒，是要能化解「當下」的煩惱憂愁，使自身充滿正向能量，並擁有面對過去與未來的勇氣。當下的我若正向能量充盈，在看過去的事情就容易釋懷，認為萬物聚合不過緣一字爾；如此在面對未來將不會畫地自限，只要腳踏實地去規劃實行，便無所畏懼。

　　真正的力量來自內心深處，一旦將自己的力量和目光專注在當下，未來的道路也就為你展開。唯有改變自己當下的狀況，才能化解過去的因與果，未來才不會再落入相同的問題迴圈。

　　Every decision you make now will affect the results in the future; everything that happens now is the best result from past decisions.

　　現在的每個決定都會影響未來的結果，現在的每個結果都是過去最好的決定。

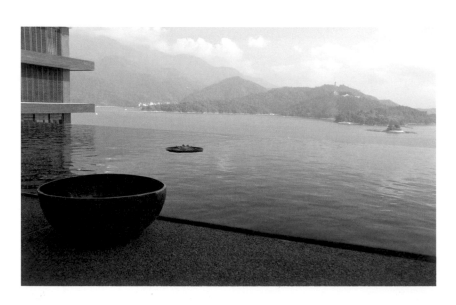

第一章 缽的介紹與認識

◎缽的文化

◆缽器的由來與演變

　　缽，梵文爲 patra 音譯爲缽多羅，其中 tra 又有解脫、方向、道路之義。缽原本是一般民間用做裝盛或儲藏食物的食器，而古時候的修行人，除了托缽乞食之外，有些住在高山上的修行人，由於離群索居乞食不易，加上嚴格的閉關修行，甚至不能和人群接觸。銅缽能一物多用，非常便利，可以用來就地取材，烹煮食物、飲水，讓修行人得已自給自足，或調煮治病強身的草藥、儲藏食物。並且銅缽所發出的"Om"音，代表著宇宙創始之初，混沌開展時的生命原音，是萬事萬物最純粹、最原始的能量，因此自古以來，修行人便有三衣一缽的文化，可見銅缽對修行人的重要性，運用銅缽獨特而攸揚的音頻，可幫助進入深度禪定，故缽也作爲梵唄中的樂器。現在的修行人雖已少托缽乞食，但銅缽對修行人來說，仍具有極重要的象徵性意義。

　　時至今日，銅缽則演變成自我療癒的利器，老缽聲音特殊、空元素濃厚、振動較小，用途主要在「聽」與「收藏」；而現代缽振動較大，主要使用在「身體理療」上，各有其特色，但都被廣泛的運用在自我療癒、潛能開發、抒壓放鬆的領域，銅缽有著許多的好處帶我們逐步發掘。

◆缽的材質

　　相傳打造老缽時，工匠會運用金、銀、銅、鐵、錫、鉛、鋁或汞等七種金屬，分別代表影響地球的七大行星，但每個地區的標準仍不盡相同，其中：金代表太陽、代表右邊的鼻孔；銀代表月亮、代表左邊的鼻孔，這也象徵瑜珈三脈七輪中，人體的左、右兩脈。因此古時認爲，缽的金、銀含量高，與人體的呼應程度也會變高，於是老缽在鍛造時，材質上也會加入較多的金與銀，再加上採用手工鍛造，數個缽才有一個成功。隨著年代久遠，有些老缽保存狀況不一定很好，因此工藝的講究、文化的傳承，加上數量稀少，這些原因更顯得老缽的珍貴。

　　而現代缽製造時通常都以銅爲主，再調以多種金屬，打造出類似 Om 的聲音，並且多半在陶冶金屬的過程中，爲了去蕪存菁，會摻雜入一些其他物質。所以現代缽只能當做樂器，無法像老缽那樣，做爲烹煮器具或用於保存食材。

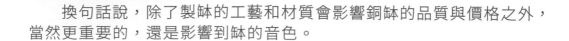

　　換句話說，除了製缽的工藝和材質會影響銅缽的品質與價格之外，當然更重要的，還是影響到缽的音色。

◆缽的製法

　　鍛造過程當中，由於每位匠人鍛造的技巧和手法不同，製作出來的銅缽在外觀上，也會體現出鍛造人的「手路」。好的匠師做出來的銅缽除了聲音和震動好、瑕疵也少、表面更光滑，整個銅缽像是件藝術品。但是由於現在尼泊爾商業的快速發展，以及銅缽市場需求近幾年不斷地擴大，始終能保持這種匠人精神的師傅是越來越少了，導致精美的手工銅缽在市面上越來越罕見。

　　機器缽相較於手工缽來說，缽身較平整，缽口邊緣整齊平滑，聲音雖然非常精準，但相對尖銳，且缽音振動短促，亦無法做出大型的缽。還有一種近來比較流行的製法是半手工缽，這種缽通常用來做工藝品居多，此種做法是先製出一個粗胚後，再用手工敲打、仿舊、繪畫，一般人或許聽不出缽聲的差異，但買回一陣子之後，音質容易有所改變，所以買缽盡量現場試敲、聆聽。(註)

　　註：缽的挑選可依 8 項準則來判斷，請見第九章 缽療 Q&A。

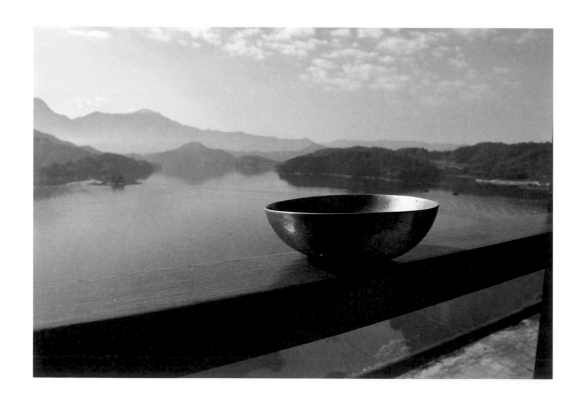

◎淺談老缽形式與種類

　　老缽之所以珍貴，是因爲古代打造老缽時，無論在材質、形式、工藝技術乃至藝匠個人修養等等，都有著許多講究，傳說有些地方在傳統上，打造銅缽還需挑選良辰吉日、舉行儀式以表愼重。而老缽的形制與品質會因應其所製造時代、製作地區或工匠家族等不同而有所差異，音色也各有不同，所以在判斷老缽年份或品質時，有賴於商家或收藏者的信譽，否則實在是難以考究。

　　通常老缽都有使用過的歷史，有些老缽過於老舊，敲響時還帶有啞音，聲音尖銳且少有共鳴，但若是保存完善的缽，仍可維持其良好的音質。僅管如此，好的老缽在市場上目前仍然非常稀有。尤其具有空元素的老缽。

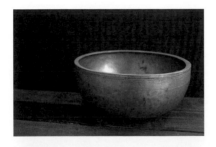

[藏巴帝 Jambati]
最常見的老缽，有著圓弧的外型。

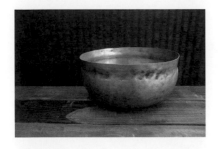

[烏塔巴帝 Ultabati]
缽緣微微外翻，缽體輕薄。

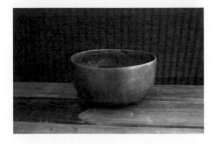

[塔多巴帝 Thadobati]
有著筆直缽體與寬闊平底。

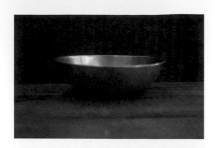

[瑪尼普尼 Manipuri]
有著淺型如同碟盤一般的型,
加水在其中晃動可以發出一些特殊音效。

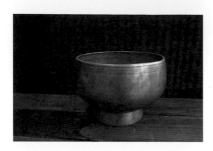

[納迦聖杯 Naga]
底部比其他缽體多了一個底座。

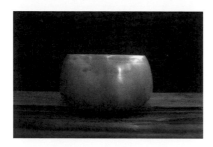

[合一缽 Mudra]
外型為上窄下寬的缽型,且缽體渾厚。

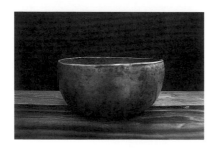

[虛空缽 Void]
雕刻著圓與點的軌道。

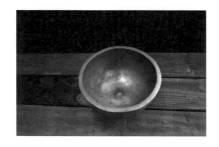

[靈根缽 Lingam]
缽的內底有一個小突起,
象徵濕婆神的生殖器。

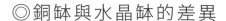

◎銅缽與水晶缽的差異

　　銅缽與水晶缽,這兩者在外型、音色、使用場合來說,都各有其特點。

　　如以外型來看,銅缽比較偏東方風格,帶有禪意或北歐極簡風格,水晶缽的外型則比較偏西方身心靈素雅的風格。

　　依音色看,銅缽在敲動時的聲音較為渾厚綿長;水晶缽敲缽時則較為清脆響亮,但以磨缽來說的話,水晶缽磨動時的聲量大於銅缽,可表現出宏偉氣勢。

　　若以適合使用的場合來瞭解的話,水晶缽一般來說聲音較高,即使越大的尺寸,聲音已有逐漸低沉,但是其音頻對於一般大眾來說還是偏高,若是頭氣較滿或思緒過高的人,聽起來難免煩躁。

　　要是能在使用水晶缽前,先用一些引導方式,或做靜心,讓聽眾們心思沉澱下來、轉化其能量,那麼水晶缽不失為一個引導能量進入眉心輪(腦下垂體),或頂輪(松果體)的好工具。

　　而銅缽的音域較為低沉,若環境謐靜,在開場時容易使整個場域都平靜下來,不需先做靜心,即可輕易使人感到寧靜。

　　不論銅缽或水晶缽,在實際運用上亦有補、瀉之手法。

　　依據中醫理論「虛則補之,實則瀉之」。所謂的補,即在補人體正氣之不足瀉,即瀉邪氣之有餘。振動力度大為瀉;振動力度小為補,力度合宜則為平補平瀉。(可參考第三章 缽療手法上特殊意義)

　　若是個案體力虛弱、臉色慘白,說話又上氣不接下氣者,應採用補法;若個案講話有力、肩頸僵硬、個性急躁者,就宜採用瀉法,另外水晶缽由於外型限制不可置於個案身上做理療,所以只能作為聆聽使用。工具本身沒有好壞之分,關鍵在於,施作者能否恰如其分的依其需求選用適合的工具。

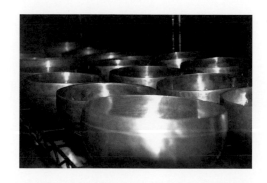
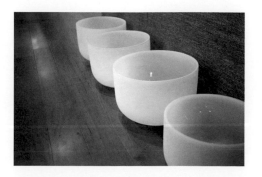

附註：銅缽 vs 水晶缽比一比

在這邊我們可以做個觀察水波的小實驗，就能幫助大家更瞭解兩者間的差異了。先將銅缽與水晶缽盛水，再敲缽，或是磨缽。

在相同的力道之下銅缽在敲擊時振動大，且無論敲哪一邊，四面都會震起水波，產生出的水花與波紋較大。

而水晶缽敲擊時振動小，僅敲的一邊會震起明顯水波，改以磨缽就會產生四面振波。

銅缽敲缽

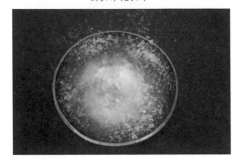

銅缽磨缽

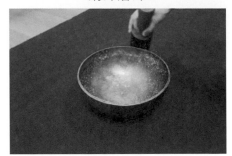

水晶缽敲缽

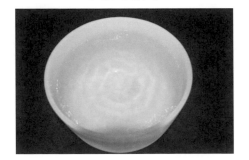

水晶缽磨缽

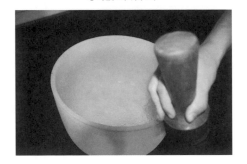

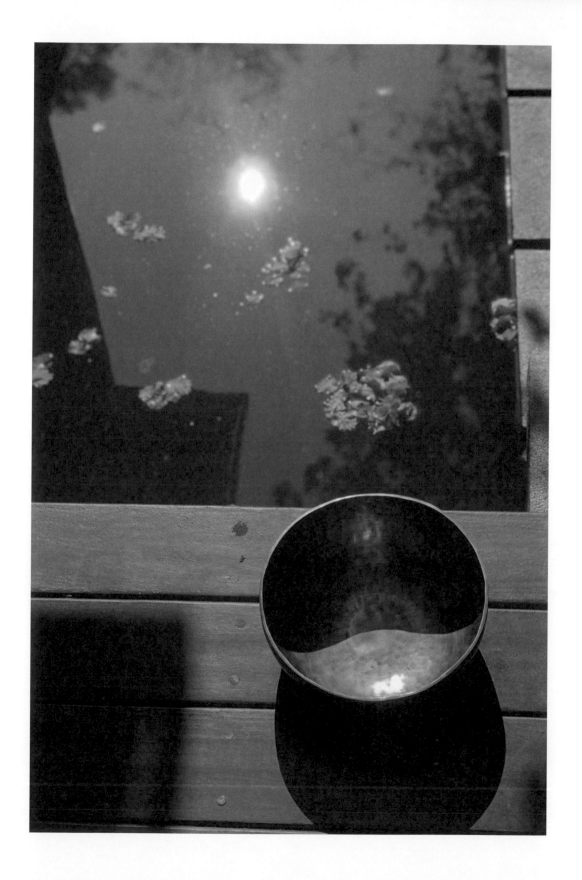

筆記

願美好的陽光，長照於你我心中。

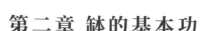

第二章 缽的基本功

在這個章節裡，筆者要帶大家來瞭解，學缽的基本功。

當我們選到了適合的好缽，也要有紮實的功夫鍛鍊，才能發揮出最大的效益。缽其實很簡單，就敲、磨的功夫而已。

但大道至簡，看似最簡單的，往往最需心神領會。越簡單的東西，越需要用心體會其中奧義。

對學缽者來說，最重要的工具便是敲棒與磨棒：世界有陰陽之分，就好比身體的受器與刺激，銅缽為受器，而棒子為刺激，銅缽與棒子即為陰陽，所以缽-象徵為陰，棒-象徵為陽，陽為主動、陰為被動，陽動則陰動。銅缽以麂皮為磨棒，羊毛氈為敲棒。隨著敲棒更換或材質不同，所發出的缽音稍作變異。

銅缽敲棒	銅缽磨棒

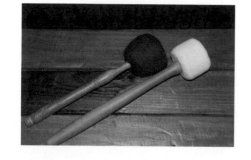

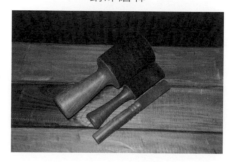

◎基本手法

◆如何托缽

托缽時需將缽底中心，置於手掌中心的勞宮穴上，因為手掌上的勞宮穴氣機較敏感，用這個位置托住缽底，五指能自然捧住缽身，較能掌握重心，此時需注意，捧缽的手指不可過於用力，以免影響缽體發聲。

有時如以單手托缽覺得較為沉重，可微收下顎、收腹提肛、挺胸夾脊提氣而上，並搭配呼吸節奏運氣敲缽，如此一來，敲缽者的意念與氣勢，很容易就能傳送出去。

托缽時必需將背脊挺起(請參加下圖的跪姿及站姿)，即可自然而然的運用正確的力氣敲缽，敲出的缽音才會渾厚悠遠，缽音也在營造出自己獨特的氣勢、磁場，而這股氣場，也正是缽療師在進行缽音多人療癒的過程中，連結自己與他人非常重要的部分。

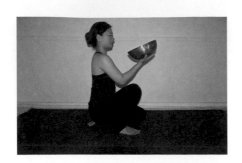

單腳跪姿

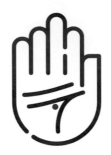

勞宮穴

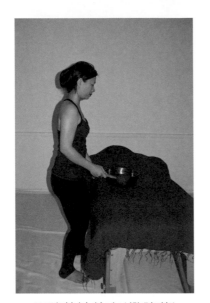

正確敲缽站姿(彎膝蓋)

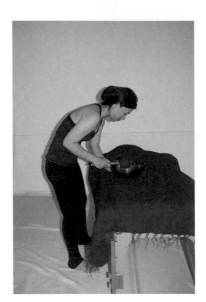

錯誤敲缽站姿(彎腰拱背)

◆如何敲缽

　　要使銅缽發出缽音，敲擊時就要靠近缽身的上半緣，俗稱缽唇，且盡量少用全分力氣敲擊，極限的缽音不但令聽者易感到緊張，亦容易傷害缽體本身。若是有聲量大的需求，則建議讀者購買大缽。

　　當敲擊後缽音聲量大時，不要立即強行中斷缽身的振動，這道理就如同我們衝刺百米，到達終點時，如果突然停止，反作用力就會回饋到自己身上，容易造成運動傷害。敲缽亦同，在敲擊後，馬上強迫其停止振動，雖然其反作用力部分反饋到手上，部分卻被缽體所吸收，短期間內或許看不太出影響，若長期如此，易造成缽音分岔碎音，對缽的音質非常不利。

如果想讓振動中的缽停止，我們可利用手掌，自缽底撫滑而上等待缽體振動慢慢變小後再使其靜止，就不會傷害到缽體。

◆如何磨缽

　　首先，在磨缽時可將缽置於手上，也可於缽底放置止滑墊，避免磨缽的動作使缽體滑動，或無法控制缽的位置。

　　磨棒的拿法應如手執毛筆，沉肩、墜肘、調息，並運氣於手臂丹田和瑜珈鎖印(核心肌群)，如果僅憑手腕的力氣，很容易受傷。

　　磨缽的要點在於，透過磨擦發出鳴聲，因此在沿缽唇外緣磨擦前，可輕敲缽身，敲擊力道不需太大，主要是藉由後續磨缽動作放大聲音的共鳴。

　　初學者在敲與磨之間的操作可能顯得不自然，或不連貫，只要透過練習，即可讓那斷點的感覺顯得不動聲色，所磨出的缽音會更加悅耳；若僅是貼著缽身摩擦，則嗡聲可能會發不出，或是較慢才出現。如果磨缽時出現彈跳的噪音，就表示磨缽速度有點急躁，需避免這種情況的發生。

　　想要磨出動人、不失敗的嗡聲，主要關鍵在於如何穩定而專注的施力。每個人發出的力量不同，所磨出的嗡聲音色也就不盡相同。

　　因為磨缽的力量是來自於丹田，敲缽也是，一般可以經由練習來改善技巧，而丹田運氣的方式也是同理，經過多次練習，就能掌握技巧與力量的融合，敲出有療癒感、足以撼動人心的缽音演奏(練習方可見下節介紹的節奏練習)。

磨缽姿勢

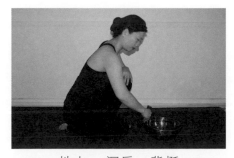

地上 – 沉肩、背挺

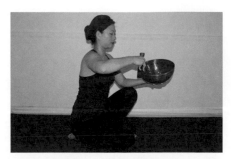

手上 – 手放膝蓋上

附註：敲缽磨缽重點歸納：

1.敲擊時敲在缽唇 1～5 公分處是最適宜的位置。
2.敲磨缽時，無論是採取站姿、坐姿或蹲姿，脊椎都要挺起，以利力量、血液循環流動。
3.敲擊時搭配呼吸、運氣，以丹田出力，而非僅靠手臂力量。
4.磨缽時手要輕柔緩慢，避免斷點或彈跳的噪音。
5.理療床上用缽，若需彎腰則可將膝蓋微彎來改變高度，如要在瑜珈墊或地上用缽，建議採單腳跪姿，而非彎腰敲缽，以免累積傷害而不自知。

◎缽的保養與淨化

銅缽在平時可存放在有陽光，但不直曬、空氣流通的房間，其保養方法非常簡易，只要先以微溼的布擦拭，再以乾布擦乾即可，若是會掉色的缽，則只能使用乾布擦拭。有些銅缽在購買時，外觀上就有毀壞、裂損，只要敲擊時不影響音質就無妨。如果是比較輕微的毀損狀況，某些特定的精油或黏膠能幫助銅缽修復音質，會使震動變得好一些，但無法修復銅缽本身。

淨化的部份，可分為有形與無形二個層面，無形的淨化即是透過意念認知，將他人的氣息透過缽療轉換成平和的氣息，換句話說意念淨化即是銅缽淨化。而有形的淨化則可透過水、精油、念經持咒、禱告、焚香、搭配水晶等手法來淨化，以上所述的方式，皆有個人的主觀意識，每個人的認知及喜好不同，覺得便利的方式也因人而異。

因此，有形的淨化手法上，建議讀者們以濕布擦拭做淨化，或是採用倒扣的方式(詳見後面章節特殊手法的介紹)，亦即敲缽後，將缽倒扣敲 3 下，將負面的氣息敲散。採用倒扣這樣的淨化方法，一來無任何耗材，二來對一般大眾來說很簡便，當然各位讀者也可在這樣的基礎淨化手法上，再依個人能力、喜好或信念，設計出自己專屬的淨化方式。

說穿了，淨化這個動作就是種心念清理的過程，每個人在每個不同的時期，所需要及想要的方法，不盡相同，但不論是什麼方法，都是殊途同歸，所以最好的淨化，就是自身心念上的成長，所以一位出色的缽療師除了在敲、磨，這種有形的基本技法上下功夫之外，學缽的心法奧義，其實是著重在心性的修持成長，與內力的鍛鍊，要如何藉由呼吸調息、甚至是靜心、冥想來幫助自我提昇，才是我們學缽最重要的初心。

◎學缽前行～節奏練習

　　當我們在學習樂器的時候，通常都是先從節奏開始練習，做爲基本功，熟練其技法和變化，起先可能只是單調、重覆的練習，在熟悉到一定程度之後，就能融會貫通出自己獨到的心得，也就能依不同需求做出各種變化了。

　　所以我們初學缽的時候，也是一樣的道理，筆者接下來會介紹幾種敲擊法，供各位讀者練習參考。不同的節奏，就好比是不同的針灸手法應用，有時敲完缽，可能會有一些氣血活絡的表現，或是新陳代謝的反應，不用太大驚小怪，每個人的體況，和自癒力的呈現方式不同，因此也不要覺得，一定要出現什麼樣的反應才是好的。

　　除了不同的手法之外，所敲擊的節奏也會影響所產生的力量，敲缽時要如何去達到勁道的控制，與效果的呈現，需透過自身內力的鍛鍊，加強對力量的掌握及手感，並且當下要能收攝身心，全心全意投入在其中、不斷練習、精進，方能更快掌握敲擊節奏的技巧。

◆拍數的數法

1.數拍：以讀數字的方式來穩定拍數，也可用節拍器做輔助或是依自己的設定做數拍，例如：一秒爲一拍、十秒爲一拍。

2.心拍：心拍卽不數拍，也就是自由心證，隨著自己的感覺再進行下一拍，以自己心裡的節奏爲主導。這個方式的好處是比較不受拘泥，也不會因數錯拍而緊張，但這有可能會因敲缽者本身個性特質，及本身的穩定性，反而影響數拍的準確度和穩定性，比如說個性急的人，心拍速度會較快，反之則慢，有的人也可能忽快忽慢而顯得沒有章法。

◆本章練習－節奏敲擊練習

　　銅缽算是一種敲擊樂器，因此敲擊的手感、技巧以及穩定度，就決定了缽音的力道與效果，而初學者必然要經過敲缽的訓練，才能幫自己紮穩基本功，敲擊的手法與節奏，在不同使用時機下，可以說是千變萬化的，初學者若無人指導，定然要下一番功夫才能摸索出頭緒，因此筆者在此提供大家幾個基本敲擊練習方法，做爲讀者們的平日練習參考。

　　而在開始節奏敲擊練習之前，先說明一些注意事項：

1. 要在您覺得安全、自在、能放鬆、不會突然受到驚嚇,或打擾的場所施行節奏練習。

2. 先將身體姿勢調整端正,如採坐姿需將脊椎打直,可坐在椅子上,或是地上、瑜珈墊上進行練習。

3. 練習時可將鉢放在自己雙腳、膝蓋、腳踝上,讓自己也感受不同節奏振動時的感受。

4. 開始練習前,需先至少做三個深呼吸,或是經過靜心後才開始練習。

5. 在此所列的練習方式只是參考,如已熟練,可自行嘗試不同節奏和力道敲擊的差異。

6. 不同的力道、節奏,所呈現出的音色都會有所不同,可以多方嘗試和感受,這對之後鉢療手法的學習很有幫助。

基本敲擊練習:

一、基本單次敲擊:敲一下停一秒(一拍),再敲一下停一秒......,不斷重覆,每次敲擊時力道均需一致。熟練後可嘗試變化,比方:敲一下停二秒(一拍),再敲一下停二秒或是四秒、十秒等,也可以不數拍,隨自己感覺,或視鉢音餘音再進行下一拍。

二、木魚漸進式敲擊:盡量敲在同一個地方,並且速度和力道都要固定,熟練後可嘗試定速、力道漸強或漸弱的敲法,但最多只能用 7 到 8 成的力道,因少有理療需要到 9、10 成力,再者力道太大對鉢體也是傷害。

三、木魚漸進式敲擊變化:先以一分力敲四拍,再用二分力敲四拍,依此類推到八分力為止。也可相反的先從八分力開始,依序減弱至一分力。也可加入節奏來做變化,比方說先敲擊力道漸強的一到八拍,再停留八拍,再敲擊力道漸強的一到八拍,依此類推,要力道漸弱的節奏變化也可以。

◆特殊手法介紹

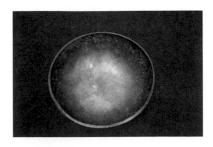

凝視法

在缽中盛水敲擊，凝視缽中的水波，
據說可以改善眼部疾病。

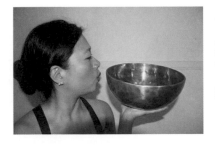

食音法

敲擊缽後，嘴呈口哨狀靠近缽體，
可發出特殊聲音，據說可活化口腔內
細胞，及提昇活化喉輪的能量。

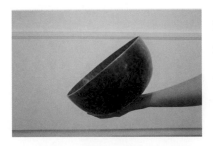

斜拿法

持缽的重心由缽下方，改爲缽下緣處，
此拿法可讓聲音的共振面對被施作者。

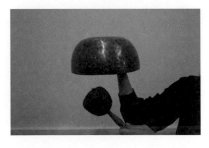

倒扣法

此法可當做銅缽的淨化手法，是象徵性
的，將缽中承載的負能量藉由倒扣敲擊
出來。亦可作爲療癒手法。

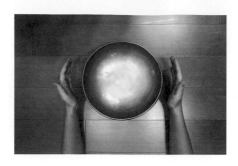

相印法
可將感官、雙手放入缽中或二旁，感受缽體的振動。

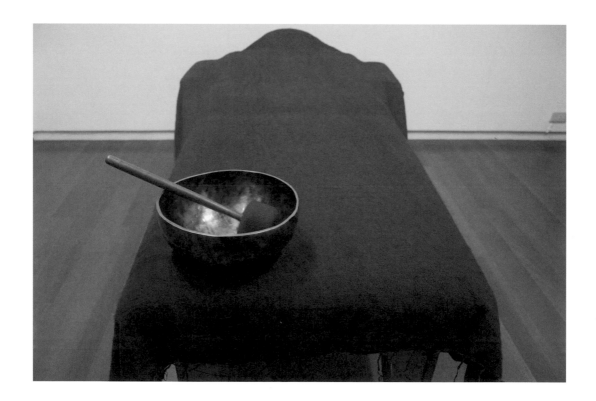

◆進階手法

　　下面三種屬於比較進階的手法，敲缽者與被敲缽者都比較容易出現
疑惑，建議初學者，一開始避免採用。

太陽敲擊法：
由缽內向外擊缽。

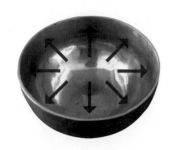

月亮敲擊法：
由缽外向內擊缽。

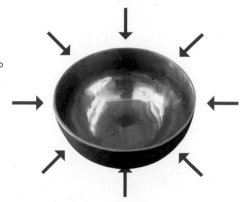

大地敲擊法：
敲擊缽正上緣處。

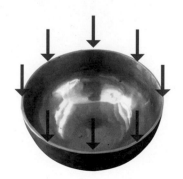

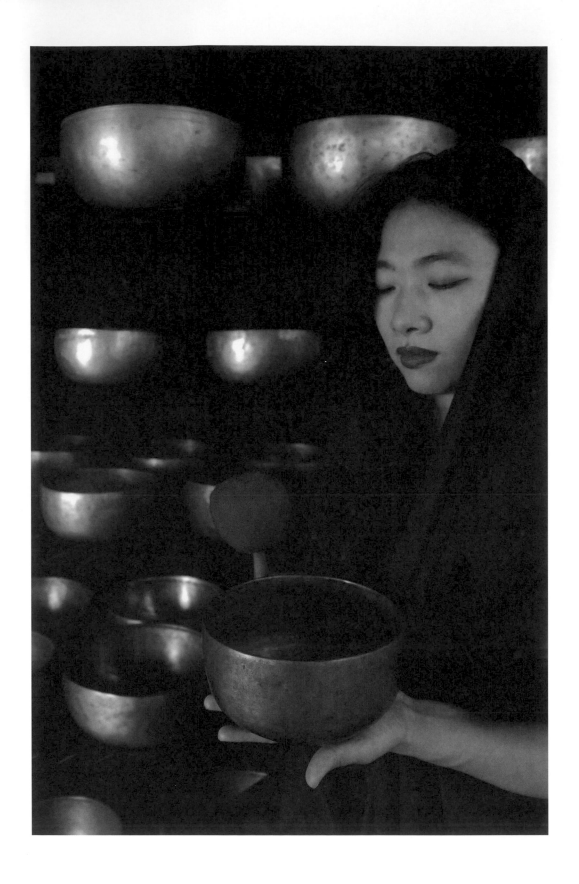

筆記

小時候快樂是種本能，長大後快樂是種能力，加油！

第三章　缽的靜心冥想與缽療

　　缽的初心是修煉自身用的，所以無論是缽的初學者，或是修習一段時間的缽療師，其功課不是在療癒別人，而是應該先鍛鍊自己、修養心性、調理紛亂的雜念思緒。唯有先將自己梳理通暢，敲出的缽音才有氣場，具有感染力，也才能利己助人。因此如何做自我療癒和清理就顯得格外重要。

　　開始學缽、練缽，或是做自我療癒、自我修煉之前，應該先將自己的身心沉靜下來，因此在本章節中，筆者會帶大家認識頭缽療法，這是一個簡便又實用、不受場地限制的缽療基本功。

　　敲擊頭缽是為了讓我們放鬆和活化大腦、增加筋膜彈性，同時也讓缽音幫大腦內分泌進行重整，丟掉意識中不必要的雜念。

　　本章節也會介紹一些在缽療時，可以互相搭配的元素，如動態靜心（也稱作靈性舞蹈）、淨化呼吸法的鍛鍊、還有關於靜心冥想的介紹、日常可以鍛鍊的呼吸法。

　　呼吸與靜心就好比是學缽的心法內力，有了內力敲缽才有氣場，一個缽療師若無紮實的內力，不管使用什麼招式，也只是流於外在形式，無法感動到個案。筆者將累積多年的教學經驗，化繁為簡與大家分享，即便是一般人，只要在日常生活中能持之以恆的練習，對於思緒澄靜、身心健康、個人情緒穩定度來說，都有正面的幫助。

　　下面所介紹的這些元素可以單獨練習，也能彼此搭配，幫助讀者們在進行缽療前，先放鬆柔化身體，以利暢通肉身與缽音的連接管道，更加裡應外合。同時筆者還幫大家依不同深度的療癒方式，規劃了依序漸進的施作要點，在實務上可依個人需求，只有五分鐘或十分鐘的時候，也能快速進行簡易缽療；而在時間比較充裕的時候，則可以同時加入這些不同的元素，做不同深度的療癒。

◎基本頭缽療法

　　人體大腦的運作機制非常奧妙，依靠無數的神經元在傳導與連結，無時無刻都在調控我們所有的生理機制，並因應不同時段的身心需求，做內分泌和激素的控制，就算熟睡中或是放空發呆時，大腦仍然勤奮努力的工作著。

左腦負責邏輯推理、分析、數字、語言等功能，擅長於抽象思維和複雜計算，方向性強。但左腦發達的人個性較刻版，缺少豐富情感和幽默，就像一個辯論家。

右腦則負責非語言的形象思維和直覺，對舞蹈肢體、美術、音樂等藝術活動有異常的感悟力。有很好的空間能力、想像力以及創造力，雖然不善言辭，但充滿激情就像個藝術家一樣。

前腦位在眉心輪，也就是俗稱腦下垂體的位置，主要掌管洞察力和視覺化能力。當前腦活躍時，會有很好的直覺，可以幫助我們，為此刻正在面臨的生命議題，尋得清晰的洞見，並找到一條光明的道路。

後腦負責縝密思慮，分析處理後再儲存起來。所以面對繁雜問題，或是研究性問題，我們通常都是運用後腦來分析理解，同時也由於耳朵的位置較接近後腦，在敲擊頭缽時，聲音會先傳到後腦，也就連帶的，幫我們梳理及釋放這些日積月累下來的紛雜思慮。

頭缽療法的原理是，將缽反扣在頭頂，使缽底中心自然對應頂輪、百會穴，運用敲擊時缽體的振動，從缽緣向四處擴散音頻能量，刺激頂輪和眉心輪，藉此打開頂輪與眉心輪的流動，進而從躁動的 β 波層次，往上到達比較穩定的 α 波或 θ 波，也因此能幫助激發出創意和靈感。在敲擊不同的方向時，其缽音也正是在透過振動，清理不同的大腦區塊。

初學者將缽倒扣於頭頂時，因為明顯感受到缽的重量，害怕敲擊時缽會掉落，心情容易不自覺地緊張起來，身心的緊繃反而不利缽音的運作。只有在我們身心越放鬆時，身體與缽音連結的管道才會越通透，如此一來缽聲的 Om 嗡音由頂輪灌注進來，才越容易在體內流動運作。

做缽療的當下會讓我們感受到一股飄飄然的舒適感，缽音的振動似乎為身體進行了一場滋養的音波 SPA，透過這個振動，達到全身的頻率整合，輕鬆滑入氣功中所謂「氣功態」的成效。

我們可以把氣功態理解成一種腦波的狀態(註)，通常腦波頻率一直維持在 α 波或 θ 波的境界時，會使人散發出平靜、自在、放鬆的氛圍，身心舒暢、腦筋靈活，很多源源不絕的活力，或是創意會在此時自然湧現，這個狀態下，可以幫助修復身體的疲勞，所以通常都是在熟睡或是休息時，才會呈現這樣的腦波。

很多科學實驗中都有指出：長期進行靜心鍛鍊的人，他們腦波頻率即使在意識清醒時，也很容易來到 α 波或 θ 波，因此快樂中樞很發達，

身心非常寧靜和諧。

　　換句話說，當我們藉由一些鍛鍊方式，讓身體自然養成那樣的波動時，不但我們的情緒調控能力穩定，頭腦思路也會更加清晰，同時外在的氣質也會跟著改變，生命能量越飽滿時，越能吸引到福緣、好運向你靠近，無形中所散發出來的氣場，就形成了個人獨特的吸引力與魅力。並且學缽最大的好處是，讓我們的身心隨時都能放鬆安定，有助於清除腦中雜念，只要如實觀照心念、身念，接收能量的滋養，即使是在意識清醒時，也很容易來到入定的境界。

　　註：關於腦波的不同狀態在第四章時有比較詳細的介紹。

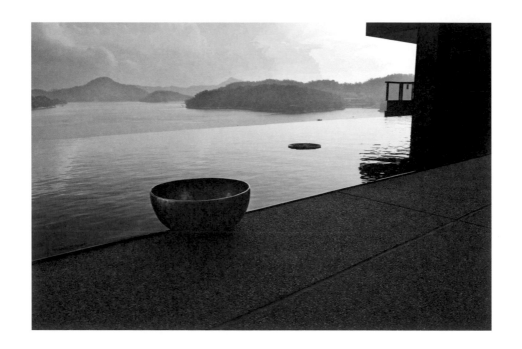

◆頭缽四大方向的意義

　　由於大腦每個部位負責的功能不同，頭缽敲擊時不同的方向，也就代表了不同的意義，簡述如下：

1.前腦：象徵現在，敲散目前面對的煩惱。
2.後腦：象徵對過去做斷捨離，清理我們的阿卡西紀錄、累世的記憶。
　　或說阿賴耶識、無明種。
3.左腦：象徵活化、邏輯推理、語言區。
　　右腦：象徵形象、思維及直覺開發。
4.敲一圈：除以上之外，也象徵將四方雜念清理重整，讓我們重歸清明。

筆者很喜歡帶著頭缽，由正面像敲打木魚一般敲擊，通常敲木魚是由上往下敲，而這「木魚頭缽式」則是由下往上敲。當頭缽敲擊前方眉心輪的位置，會有打開漣漪和清理的感受。眉心輪主要掌管洞察力和視覺化能力，不論是直接看，或視覺化想像，都是其掌管範圍。清理眉心輪可觸及個體的靈性面，及強化與內在直覺的連結，當眉心輪的能量越活躍時，我們可更加清晰的理解事物，運用直覺下判斷，對於現在要做的事情，或未來行進的道路，也會有更明確的方向感。只要透過自身的洞察力和思考，就可破除眼前當下所遭遇的困境。

在眉心輪正後方的位置，稱為枕腦或枕輪，從佛學上來說，我們累世而成的業力因果種子，都存放在我們的八識田中，也就是後腦這個位置，東方稱這個存放累劫意識的地方為「阿賴耶識」，西方則稱做「阿卡西紀錄」(註)。頭缽敲後腦杓這個位置，其用意是為了喚醒自己累世原罪與業力，讓我們每個過往都能透過懺悔與覺悟，斷離對過往的留戀與怨念，並記取教訓，脫離不斷重修的輪迴之道。不過人總有無數個過去與未來，因此切勿迷戀於此，當下你所做的每一個選擇，都會為你開展不同的未來，如何盡快回到當下，並於當下提升才是最重要的事，如此一來不管看過去或未來，都會心存感恩與平和，更珍惜當下。

註：「阿卡西」一字，係由梵語 Akasha 音譯而來的，意譯為空間或乙太，記錄著每一個人前世今生的一切思想、言語與行為。

◆頭缽療法操作注意事項

對初學者來說，剛開始調理身心時更需多做頭缽療法來梳理紛雜的思緒，對日後進行缽療操作時，感受將更加敏銳。戴頭缽時，站姿、坐姿均可操作，務必要中正、挺拔，將脊椎打直，如同太極術語所述：「沉肩墜肘，含胸拔背」，簡單來說就是姿勢要端正，不可彎腰駝背，如果可以的話，最好還能同時運用三個鎖印：根鎖(提肛收陰)、臍鎖(收縮下腹、腰背挺起)、喉鎖(喉頭緊縮之力)提氣向上，並找到身體、頭部和缽這三者之間最平衡的狀態，靜心凝神，將意念收攝於缽心與頭頂、身體中樞貫連的直線上，意即在中脈(正中脊柱)之上，使缽音的振動能量，通過頂輪順著中脈向下傳遞，疏通各脈輪的阻塞。

　　敲擊不同方向時，是在重整腦部能量，初學者可先按本章節內的介紹，練習淨化呼吸法來操作，並且在操作之前，搭配後面要介紹的靈性舞蹈，或是呼吸法、靜心法，幫助身心放鬆提昇專注力，如此在敲缽時更能與缽音融合，熟練之後只要掌握基本原則，即可依個人需求和療程的設計稍做變化。

◆本章練習 - 5 分鐘快速調理頭缽療法

操作步驟：

1. 確認自己有充裕的時間、能在不受打擾、溫度適宜、通風良好的地方施作。
2. 進行頭缽療法前，儘量取下眼鏡、手上的飾品、手錶與髮帶髮飾。
3. 將身體放鬆並端正姿勢後，戴上頭缽、手握敲棒，垂放於身前。
4. 以三個深呼吸做靜心調息。
5. 最後一次深呼吸結束時，同時敲響頭缽，並讓自己的呼吸盡量配合缽音，做有規律且深長的呼吸。
6. 持續搭配呼吸，再敲響第二次、待缽音轉小，再敲第三次（頭缽至少敲三下為一次循環）。
7. 透過呼吸調息，感受缽在頭頂上振動，與嗡聲圍繞，凝聚意念回到當下。
8. 為自己操作頭缽時，使用舒適方便的姿勢，單擊一邊缽緣即可，但如時間充裕，或為他人施行個案療癒時，可逆時針（前、左、後、右），或順時針（前、右、後、左），敲擊四面至少各三圈。

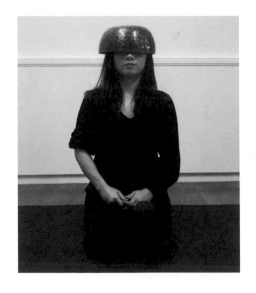
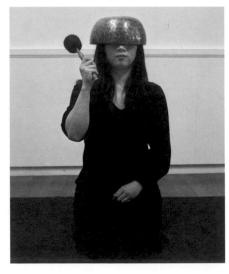

◎只要 5 分鐘的進階療法

學缽首重練心，並且收攝身心的過程能幫助提昇覺知，有利於後續缽與自我能量的合一。雖然頭缽療法只要短短幾分鐘就能施作完畢，但如果時間允許的話，很建議大家再多花些功夫，讓身體動一動、做做呼吸調息，讓氣血活絡起來，這樣所施作的頭缽會帶給我們更深刻感受。

下面將介紹的靈性舞蹈和淨化呼吸法，都是平日可以個別練習、沒有特殊限制的。並且也能視時間和頭缽做搭配，比如先做靈性舞蹈，再做淨化呼吸法，幫自己沉澱身心，或者只做其中一樣也可以。接下來再施作頭缽，這能幫助提昇覺知，可以試試看，感受一下單純敲頭缽，和加入這些元素敲頭缽，有什麼差異？建議大家從實作中學習，才是對自己最有幫助的。

◆動態靜心 - 靈性舞蹈

靈性舞蹈又被稱為是「流動的瑜珈術」，其和諧的動作與節奏性的律動，有助於靜坐前淨化心靈、整理思緒，使我們的身體變得輕鬆，即使是長時間打坐也不易疲憊。透過簡單的肢體律動，就能帶動血液循環，幫助身上雜質初步淨化清除，同時也凝聚了散漫的思緒，讓我們再回到當下。

以西方筋膜放鬆的角度來看，靈性舞蹈或瑜珈的肢體動作，不外乎都是讓身體筋膜、肌肉彈性與水份流通恢復，以利敲缽時讓缽音振動，影響全身筋膜線與經絡，所以肢體律動的主要用意就是，先將身體這張筋膜的網子或渠道作初步的清理，以利後續缽音振動的行進。

筆者在這邊為大家介紹一種簡單的靈性舞蹈 - Kiirtan，在傳統上奇爾坦 Kiirtan 的動作是，將手臂舉高、掌心向上，有困難的話，可以手肘略彎，但兩手高度仍高於肩膀、兩腳左右踏地，隨著音樂晃動，眼睛微睜或閉上，專注於自身肢體的平衡，及每段關節的律動。

只要配合左右膝蓋的擺動，扭動身體軀幹，將您的雙手高舉，或左右或後仰伸展，是這種舞蹈最古典的跳法，若覺得律動強度不夠的話，也可以慢慢前彎，幫助伸展後背、疏通督脈與膀胱經，配合輕柔音樂，每次進行約一首歌的時間即可，以自己舒適的方式來進行。請參考以下一～五，再由五～一的步驟。

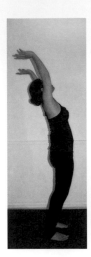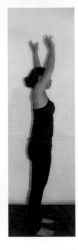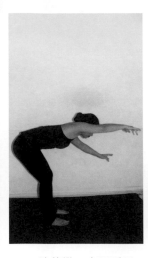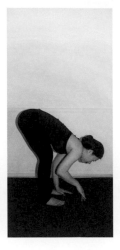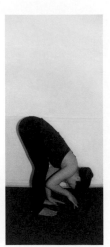

一、後仰　　二、向上延伸　三、膝蓋彎，水平延展　四、前彎，持續律動　五、放鬆踏腳

靈性舞蹈之所以設計得如此簡單，是為了讓集體都能凝聚一致的意念要一群人有同樣的頻率，才能獲得共同的振動，以利於營造出高昂的場與能量。所以我們可以觀察到，原住民們的舞蹈通常簡單易學，儘管是不擅長肢體動作的人，也能很快跟著舞動。

想像一下，如果上帝向下俯瞰人類的時候，若大家動作都不一樣，展現的力量渺小而不顯眼，整體也會顯得紛雜，但若是全部的人整合成一股力量、全部擁有相同的信念，或是唱出同樣頻率的聲音，那樣營造出來的「場域 Yantra」跟能量是很高昂的；又例如我們看一個人跳舞，或看一群人跳相同的舞，那樣的氣勢就會有差別，因此為了要能形成共同的頻率，這樣的舞蹈就必須設計得簡單易學。

只要這樣簡單而重覆的舞動，就能將關節、肌肉帶動起來，效果比單純伸展，快速約 70% 的效益，而我們頭腦內各種紛雜的噪音，及混亂的思緒，也能很快地隨著肢體律動，變得平靜輕鬆，在氣血循環帶動的同時，也能有效幫助放鬆身心壓力。無論是單純的久坐疲累、抒解生活壓力，或是想讓頭腦清晰都建議大家嘗試看看這個簡單的靈性舞蹈。

◆淨化呼吸法與懸息

東方古老的傳說中有種龜息大法，是種極為輕柔綿長的呼吸，採用特殊的呼吸法，吸入足夠的氧氣之後，再細細釋出直到氣盡，反覆這樣緩慢的呼吸速度，有助於靜心凝神，穩定情緒，使人更容易進到氣功態的狀況，而這樣的呼吸需要非常寧靜的狀態下才可能達成。

我們換個角度來看呼吸與靜心間的關係，呼吸是最能撼動自律神經系統的，而自律神經又簡易劃分為交感與副交感神經。又人體每個細胞內，都有具正負極的生物電流，一般生活狀況下，我們都處於 β 波狀態居多，通常是交感神經轉活躍的狀態，此時細胞內正負電子排列是雜亂無章的，進入 α 波狀態時，細胞內正負電子排列就變得井然有序，會產生出很大的能量，就是一般所稱的自我療癒力，也是副交感神經較為活絡的時候。

在進行銅缽自我療癒時，如果能將呼吸法與銅缽結合，這一呼一吸之間，空氣就轉化為生命的能量，滋養每個細胞，成長我們的肉體和心靈。呼吸是每個人不學自會的養生法，只是繁忙的生活使我們忘卻了身體的智慧，尤其針對較難調節的自律神經系統，呼吸法的鍛鍊能帶來許多助益，而在眾多呼吸法中，最初步的學習，就是腹式呼吸。

腹式呼吸主要是運用橫膈肌運動時，吸氣橫隔膜下降、腹部膨脹；吐氣橫膈膜上升，肚子內縮，吸吐都採自然呼吸，時常這樣鍛鍊的話，能強化人體副交感神經系統，消除身心緊張與焦慮感，改善自律神經的失衡狀態。

因此筆者會建議各位讀者，在操作銅缽之前的淨化呼吸法，可從腹式呼吸先開始練習起，當作日常功課來鍛鍊，熟練之後可依個人喜好及需求，更換成本書接下來所介紹的其它呼吸法。

下面列出一些注意事項及練習方式，讀者們可依自己的時間及需求來做選擇。

《淨化呼吸法的作法與注意事項》

介紹：

　　淨化呼吸法，又稱 Kapalabhati，別名小風箱。是爲瑜珈經典內，重要的清潔法之一，透過呼吸來達到燃燒清潔下三脈輪，並活化上三脈輪，使頭部清明、清爽，故也稱作頭顱清明法。

作法：

1. 先將意念專注，嘴巴閉上，用鼻子吐氣，快速有力的帶動肚子收縮，鼻腔放鬆，吸氣時像是被動帶回似不著痕跡。
2. 初學者可以 30 次吐納爲一回合，不論戴不戴頭鉢，在敲鉢前或後做 1～3 回合的淨化呼吸法。
3. 每日可練習，亦可一日早中晚每次 1～3 回合。

功效：

　　此呼吸有小火的特性，故能夠燃燒身體的黏液及濕氣，並能引火下行，使火在臍輪內充分運作，故而對消化系統及免疫系統非常有幫助。也因爲引火下行，使頭部保持涼爽、清明，因此對於判斷力及靜心冥想也大有助益。

注意事項：

1. 由於是火性呼吸，雖然是小火適用於一般大衆，但若有熬夜及上火體質，在操作上，呼吸次數適宜減少，速度減緩，且建議不要在正午時分練習。
2. 用鼻子吐氣時，臉部切勿用力，否則容易引氣上達腦部，造成暈眩，將力量放在腹部才是正確的作法。

《懸息(止息)的作法及注意事項》

介紹：

　　懸息(止息)是種氣若游絲般細緻、綿密、輕柔，卻可以感受到極大平靜的能量。是種在幾乎不吸不吐的狀態，下面五個脈輪即將引發能量合一的現象，又稱爲寶瓶氣(Kambhaka)。

作法：

　　在做完任何一種呼吸法後，身體自然呈現出短暫不想呼吸的狀態。

功效：

　　懸息能誘導脈輪發揮出真正的力量。

注意事項：

1. 真正遇到懸息的現象時，一般人幾乎都會感到恐懼，所以筆者建議，若有自然長時間不吸不吐的感受，意即能量即將改變，要找個明白的老師學習才好，不可自行修煉，以免走錯方向。
2. 懸息是種自然現象，也是身體準備好的象徵，切勿強求憋氣，以免受傷。

《淨化呼吸法三回合＋懸息》

1. 端正坐姿，先 3 次腹式呼吸，最後一次深吸氣後，開始淨化呼吸法。
2. 第一回：30 次吸吐後自然調息。
3. 第二回：30 次吸吐後自然調息。
4. 第三回：30 次吸吐後，懸息 5～10 秒或更長。
   (懸息時間可依個人能力先設定 5～10 秒，或隨順自己的極限)

《淨化呼吸法三回合＋懸息＋頭缽療法 SOP》

1. 採取令自己舒適、穩定的姿勢(站姿坐姿均可)，初學者可先採坐姿，端正姿勢將脊椎打直。
2. 淨化呼吸法三回合，最後一次懸息(止息)，敲頭缽 (操作方式同「五分鐘快速調理頭缽療法」)。
3. 將缽倒扣在頭上，調整一下平衡點，讓缽底中心對應頂輪百會穴的位置，如初學者怕敲擊時缽滑落，可在頭上先放止滑墊，再將缽倒扣。手握敲棒於身側預備。
4. 逆時針或順時針敲擊四面各三圈。
5. 取下頭缽，建議有時間的話，可做一下靜心或呼吸法鍛鍊再起身。

◆缽療基本功 - 脈輪身體療癒

　　在本書中，筆者反覆強調一個概念：「先療癒自己，方有能力療癒他人，要先有所感受，才知道如何分享及療癒他人」，因此建議各位讀者，先從頭缽療法與接下來所要介紹的自我療癒來著手這些手法經過自己練習、內化之後，再來對別人練習或是施作，將更能掌握要訣。

關於脈輪的重要性與功能性，坊間有各式各樣的說法，讀者們可以參照「第四章 缽的哲學」中提到的脈輪介紹表。脈輪是人體能量及內分泌的重要樞鈕，如果脈輪能量暢通時，我們會覺得心情愉悅、精氣神飽滿，但受到外在干擾或情緒牽絆時，脈輪能量會阻塞、甚至受到損傷，這時雖然說不出那裡不舒服，但有可能使我們開始變得冷漠、焦慮、易怒、心神不寧、腦袋混沌，進而影響我們的判斷力，與情緒穩定度。因此脈輪的療癒和清理，對各種療癒法門來說，都是非常重要的基本功。

當我們使用銅缽對自己施作時，有些位置可能會受限於手部動作或個人柔軟度，例如像是背部、臀部這些部位比較難施力，但還是建議要盡量自己試著操作看看，熟練之後還是能操作順利的。

無論是修習銅缽，或是身為缽療師，都要有個正確的概念：「我」才是自己的主人，任何事情最根本的解決之道應該是要從自身出發唯有把自己的狀態調整好了，才能真正從根本來改善。如果要把自己的力量交在別人手上，讓別人賜與我愛和力量，就會發現自己開始產生控制慾，到最後辛苦的還是自己。

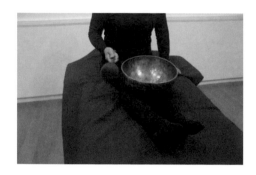 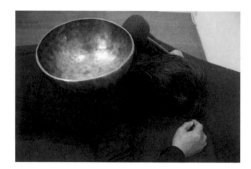

◆個人體質檢測

在阿育吠陀裡，將我們的體質概略的分為風型(vata)、火型(pitta)、水型(kapha)，這三種類型，如同中醫與十二經絡的觀點裡，人有溼性的體質、燥性的體質等等。如果再更加細分的話，還會延伸出混合型的特質，好比說，可能是以水型為主、風型為輔，或是火型為主、水型為輔……好幾種混合型。因為阿育吠陀是門博大精深的學問，所以於傳統上，在判斷阿育吠陀體質的過程中，還需要把脈、了解夢境中常出現的事物，或是透過飲食喜好、生活地區的條件、好惡評判等等，多方面的細節，才能更精準的判斷。

　　在瑜珈的哲學裡認爲，喉輪和心輪掌管的是風型，臍輪掌控火型，而海底輪和生殖輪掌管水的部份，或說是黏稠的液體。這些特質不但影響體質和健康狀況，也會影響我們做人處事的個性。因此在這個大原則之下，就初學者來說，只要先簡易的了解，這三種主要的體質類型，就可做爲自我療癒時的參考。

　　筆者設計了下面這個簡易的檢測表，讓讀者們就下表做勾選，幫助了解自己體質的建議，打個比方來說，如果測驗結果爲風型人，通常思緒較多容易感受壓力，所以要多練習放鬆心情，建議要多增加海底輪和生殖輪的活絡性，讓氣血思緒往下紮根、平均運作。火元素的人，通常容易急躁，好勝心強勝，會建議讓自己學習平靜、增加穩定性、培養面對挫折的調適力，所以各脈輪都要平均療癒，不要特別專注在某一個脈輪。而水元素的人則是比較容易懶洋洋的，可以學著讓自己活潑些、開朗些，不要太固執，多運動，可以多做心輪和喉輪的療癒，讓能量流動起來，改善行動力比較不足的狀況。

　　在下面的表格中，大家依比較符合自己特性的項目做勾選，再計算每種類型各有幾個勾，勾選最多的就是該型特質明顯，可做爲自我療癒時主要著手的項目。第二多類型的，可視所勾選的比例數量，斟酌自身情況，也可參考該型療癒建議。

表一、個人體質檢測

	風型	火型	水型
可能性格	□ 鬱鬱寡歡 □ 優柔寡斷 □ 心緒不定 □ 沒有安全感 □ 皮膚乾燥 □ 難以下決定	□ 缺乏包容心 □ 焦躁難耐 □ 愛使壞心眼 □ 沒有自信 □ 愛抱怨 □ 腸胃狀況不佳 □ 易怒 □ 好勝心強 □ 易嫉妒	□ 不自覺想依賴別人 □ 反應或動作較慢 □ 常覺得懶洋洋 □ 容易水腫 □ 不肯面對現實 □ 愛鑽牛角尖 □ 沒有對任何事物著迷 □ 固執挑剔
身材	□ 偏瘦 □ 四肢纖瘦	□ 不偏瘦也不偏胖 □ 體重適中	□ 較壯碩 □ 西洋梨身材
飲食喜好	□ 喜吃苦味 □ 喜澀味如茶葉等 □ 喜吃辣味	□ 喜吃辣味 □ 喜吃酸味 □ 喜吃鹹味	□ 喜吃甜味 □ 喜吃鹹味
夢境內常出現事物	□ 令人覺得恐懼的 □ 在空中飛來飛去 □ 跳來跳去 □ 奔跑	□ 火熱的 □ 憤怒的感受 □ 暴力的畫面 □ 戰爭	□ 水、河流 □ 海洋 □ 湖泊 □ 游泳 □ 浪漫的事物
說話特質	□ 說話快 □ 手勢多、手舞足蹈	□ 話語較尖銳 □ 講話較精準	□ 說話較慢 □ 內容較單調
其它	□ 食慾不佳 □ 易失眠 □ 常情緒低落 □ 易便祕 □ 排便較乾硬	□ 常感覺很熱 □ 多汗且有異味 □ 胃酸過多 □ 易腹瀉 □ 排便成型適中	□ 手腳易冰冷 □ 新陳代謝較差 □ 飯後易疲勞 □ 常感覺孤獨和悲傷 □ 大便較黏稠
個別小計	有＿＿＿＿＿＿＿個勾	有＿＿＿＿＿＿＿個勾	有＿＿＿＿＿＿＿個勾
療癒建議	可以多做海底輪和生殖輪相關療癒	海底輪、生殖輪、心輪、喉輪都要平均施作	可以多做心輪和喉輪相關療癒

　　由於每個人的特質和需求不同,透過這個簡易測驗,就可以得知,哪些脈輪是需要多加強的,當作是對自己多份了解,當然,每一個脈輪其實都非常重要,不可偏廢,如果覺得想要幫自己多加強的話,可參考此測驗結果,來做自我療癒或是對新手而言,想幫親朋好友做療癒時,也可以用這個測驗找到施作方向。

　　下面所介紹的自我療癒,是比較全面性的療法,也是常對個案施作的療法,平日可依需求自行單獨做練習,也可施作完後,再搭配頭鉢做練習,會讓我們對鉢療有更不同的認知,讀者們可依個人時間安排做選擇。

◎脈輪自我療癒

　　當進行自我療癒時,可依照之前提過的注意事項,選擇安全、適合且不受干擾的場所,並且施作後不要排太多行程,最好預留足夠時間,讓自己靜心或休息,之後再去處理日常生活事務。並且在每個部位敲鉢時,盡量能保持適切的節奏、穩定的呼吸,如有需要可視個別部位延長時間,或是待完成一個回合後再個別加強。

　　敲鉢時可在以下幾個部位依序施作,又或者依個人需求特別加強某些部位:

1. 腳踝:象徵我們在大地紮根的力量,與落實的能量,如腿沒力或行動力不足,可多加強此處。

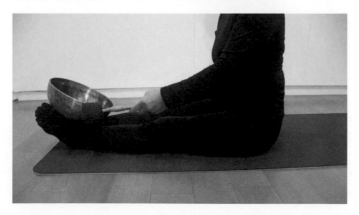

2. 膝蓋：象徵我們的行動力與靈活度，有些人想多做少、行動力不足，可多加強此處。

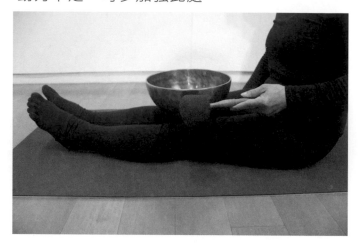

3. 髖關節、大腿根部：象徵我們生存的活力與安全感，也是海底輪所在，覺得生活沒勁、過於懶散者，可以多多加強此處。

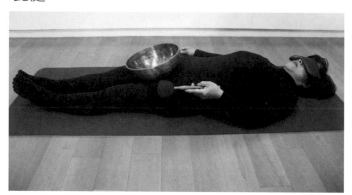

4. 恥骨稍上方：象徵我們生命能量與創造力，也是生殖輪所在，若是和他人互動比較冷漠、過度依賴、想法較消極、容易鑽牛角尖時，可將此處調理平衡。

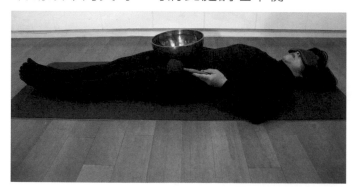

5. 肚臍：象徵我們的自信心、自我表達力，也是臍輪所在，
   要是控制慾較重、比較會怯場，可將此處調理平衡。

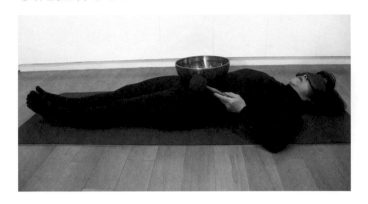

6. 兩乳中間膻中穴：象徵我們對愛和人際關係的表現方式，
   也是心輪所在，如果會優柔寡斷、搖擺不定、容易疑心，
   可將此處調理平衡。

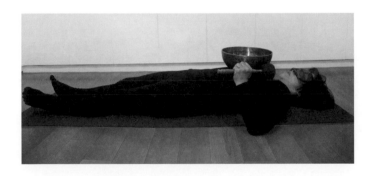

7. 胸膛上方：象徵我們溝通與表達能力，也是喉輪所在，當
   覺得不容易表達出心裡的想法時，可針對此處來調理。

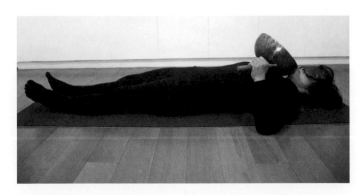

8. 兩眉中間：象徵我們的直覺、理解力、判斷力，也是眉心輪所在，
　　　　　　　當不易入睡或注意力不集中時，可將此處能量做疏通。

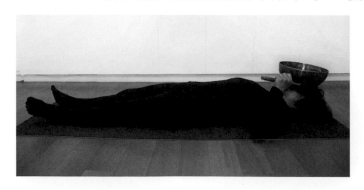

9. 頭頂心：象徵天人合一以及我們內在智慧，也是頂輪所在，如果過
　　　　　於理性、嚴肅，覺得生活枯躁、沒重心，除了疏通此處能
　　　　　量之外，也要多強化下半身的調理。

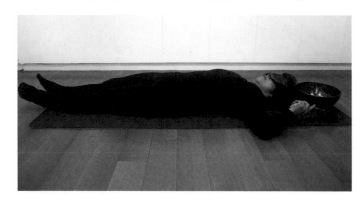

也可採坐姿敲頭缽

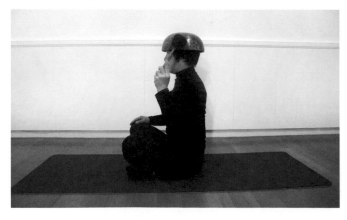

　　以上脈輪療癒由下而上每處 3 下，每一下至少停留 10 秒，整體約 5
分鐘可完成，其效果依第四章缽的醫學實驗其血液循環微循環可增加約
53%，含氧血紅素增加 18% 可供讀者作參考。

◆脈輪內分泌療癒

　　脈輪所在之處，恰好也是人體許多內分泌腺體、淋巴匯集之處，除了上述的象徵意義之外，讀者們如有下述的狀況想做調理的話，也可針對各脈輪做加強。

1.海底輪：與行動力、腳、落實力、安全感相關，也可增加下半身能量。

2.生殖輪：與婦科、男科、懷孕、男女關係、生殖系統、泌尿系統相關。

3.臍　輪：與手腳冰冷、過敏、皮膚狀況、消化系統、自信心相關。

4.心　輪：與情緒、煩惱、傷心、自我價值觀、愛的表現方式等相關。若是個案對過去的事情一直糾結或思緒過多，可在心輪做加強。

5.喉　輪：與喉嚨氣管、食道口腔、溝通力、人際溝通模式、語言表達能力相關。

6.眉心輪：與眼、鼻、耳、腦部、判斷力、直覺力相關。

7.頂　輪：與思緒過多、精神層面議題、生存意義議題、理智邏輯相關。

◎缽療手法上特殊意義

一、敲擊力道的意義

　　銅缽可歸納為理療的一種方式，與東方刮痧、拔罐、推拿有異曲同工之妙，敲擊速度快，為引氣下行，敲擊速度慢則為引氣行走全身。力量大為洩，力量小為溫補，故操作上各有優缺，若能靈活運用最好。

二、敲擊次數的意義

3 下：通常是一個基礎次數，東方以 3 這個數字代表多的意思。
8 下：數字 8 有著圓滿的意思，同時有無限符號及葫蘆的意涵，所以可衍伸出以數字 8 為結尾的 18、28……108 的圓滿之意。

　　如果缽療師本身有自己的信仰，覺得信仰的能量可增加療癒效果，亦可選用自己所相信、喜好的方式進行操作，例如西方的生命靈數、東方的八卦易經等，這個概念也是許多缽療師施作時，喜愛選用的。

三、敲擊方向的意義

通常來說，正轉(順時針)屬於「增加」，逆轉(逆時針)屬於「消除清理」。但有一個大家很容易混淆的觀念：當缽療師與個案面對面時，由於鏡面效應，對彼此而言正逆轉是相反的，就像是照鏡子的時候，你舉右手，但鏡中人是舉左手。所以在剛開始進行缽療或練習時，若怕容易混淆的話，盡量以個案的正逆轉方向爲施作方向。

倘若覺得正逆轉的概念只是徒增煩惱，實際施作時綁手綁腳、會猶豫再三、處處受限的話，其實也不必太在意這個概念，尤其能進入超意識的缽療師，太多手法反而干擾直覺的引導。

◎缽的靜心冥想鍛煉

"缽"本就是古老靜心冥想的使用工具，了解缽的基礎後，更可深入探討敲缽衍生出的種種修煉模式，區分爲那些次第象徵，而又各自代表著甚麼意義？且經典內是如何闡述這些階段的呢？

一般人對靜心冥想的印象，似乎都是武俠小說中的高手在某次靜坐後，突然打通任督二脈功力大增，又或者，覺得這是很老掉牙、很無聊的事。但其實靜心不但人人皆可做到，而且好處多多，根據美國大學研究指出，通常人體大腦活性在 25 歲後就會逐步退化，但可藉由學習新事物，或是一些外在刺激讓大腦功能活化，而靜心就是其中一項能輕鬆有效活化大腦的好方法！

國外有個大腦行爲學實驗室，曾做過靜心冥想，與腦電波活動的實驗，結果令科學家們感到非常驚奇，他們讓從未學習過靜心冥想的人，進行實驗前先簡單學習靜心，和長期進行靜心冥想練習的人做爲實驗的對比，在二組受測者靜心冥想的前中後，都分別以儀器進行腦電波的檢測。科學家們發現到，長期進行靜心的受測者其大腦 α 阿法波與 γ 伽馬波非常活躍，這也就表示，掌管關於情緒及快樂區域的大腦比較活躍，因此靜心冥想不但能活化大腦，還能夠調節情緒，幫助身心放鬆平衡，甚至成爲一個比較容易開心的人。

對很多人來說，靜心冥想很像只是東方古老的神祕學問，就算有心想學習也不得其門而入，但許多歐美國家近幾年來，開始流行各式各樣的靜心冥想，在自然療法與學習瑜珈的風行之下，靜心冥想在全球已經形成一股流行，在日本許多年輕女性還流行做"一日尼姑" - 去寺廟裡做靜心，以消除工作疲勞，現在美國哈佛大學醫學院除了開藥給病人外，也時常教他們做靜心，消除精神壓力，因此對生活緊湊、充滿各種身心

壓力的現代人而言，靜心除了能幫助身心放鬆、情緒穩定之外，還能提昇專注力、活化腦力，似乎現今的社會，靜心成爲了紓壓放鬆的代名詞。所以日常生活中，運用銅缽做靜心練習，不但能幫助提昇我們的覺知力、情緒穩定度之外，對身心都有很多好處，筆者也很鼓勵大家，在進行缽療後還有時間的話，可以做一下靜心，感受會更細緻、也能讓缽療的效果更好。

　　所以在此筆者也將一些靜心的觀念和各位讀者分享，讓大家明白，靜心不是什麼玄奇、空泛的道理，而是有一分努力就有一分收獲，紮紮實實可以幫助我們調身、調心的好方法，近代也有越來越多探討靜心的科學研究，和相關的健康新聞。希望讀者們也能用科學的角度來看待靜心，精進實煉才能感受靜心帶給我們的神奇魅力和好處(註)。

　　註：請參考本書頁末附錄靜心冥想好處。

◆靜心注意事項
　　靜心就是幫助我們收攝散亂散漫的身心，當思緒變得平靜穩定，對人事物的看法也就自然跟著轉變，會容易正向思考，一旦變得正向樂觀積極，也就自然而然帶動身邊的人和你之間的良性互動，所以在進行靜心鍛鍊之前，如果能先瞭解下列這些注意事項，將會讓你事半功倍：

1.不在過飽的狀況下靜心，避免影響腸胃消化；也不在過飢的狀況下靜心，避免血壓過低，或想著美食而無法專注。
2.不在過於疲累的狀況下靜心，昏沉疲累反而無法有效靜心，精神狀況好的時候靜心效果較佳。
3.如能搭配呼吸法、一些伸展運動、做瑜珈等，會讓身心更放鬆也會讓鍛鍊效果更佳。
4.靜心時最好穿著舒適衣物、注意保暖、在溫度適中不過冷不過熱的場所進行。不坐在冷氣口或風口附近，因爲靜心身體溫度改變頗大，比較容易在沒留意的狀況下受到風寒。
5.建議在通風良好的場所靜心，空氣品質較好，可在身邊放件薄毯備用。
6.初學時依個人身心狀況，適度鍛鍊即可，避免久坐造成腳麻，或氣血循環不良。
7.不論盤坐或坐在椅上靜心，皆需保持姿勢端正，不彎腰駝背。
8.初學者需在安靜不受打擾的地方做靜心，手機、3C 用品最好也設定爲靜音、關閉震動，避免注意力被分散。在靜心前也把雜事安排好、不趕時間，避免心中有所牽掛，而無法眞正放鬆。

9. 保持心情愉快、多正念思考，在情緒起伏過大時，先等情緒較穩定後再靜心，避免紛雜妄念不斷。
10. 如有特殊體質如孕婦、低血壓或其它特殊狀況者，視身體狀況量力而為，勿勉強鍛鍊。
11. 靜心的本質是找到能讓自己全然放鬆、全神貫注在當下、覺察起心動念的方法。有些人喜歡放些輕柔音樂或薰香，將這些做為輔助即可，並非絕對必要。

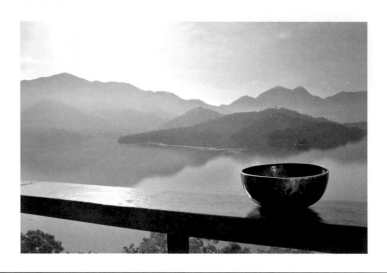

◎靜心修習的不同次第

依據瑜珈上師帕坦加利(Patanjali)在瑜珈經裡所提到，修習的過程中，可概括分為八個階段(次第)，而這八個階段與我們現代人的行為有許多近似之處，好比我們有基本的：1.道德規範 2.環境氛圍 3.運動、律動 4.呼吸與靜心 5.睡眠 6.當下藝術 7.信仰 8.大腦冥想等等。

▲次第一：持戒(YAMA)－因人的慾望無限，而產生煩惱讓身心混沌。首先對自己有所規範、學會捨得，對外限制、控制，才能進而斷除煩惱根源、恢復身心清明。
▲次第二：精進(NIYAMAS)－精進內修，多接觸正向的、善的、好的人事物，幫身心營造好環境、好氛圍，讓環境帶動自己進步，避免被習氣主宰。
▲次第三：體位法(A'SANA)－身體健康才是我們最大的財富，適度的鍛鍊有助強健體魄、暢通氣脈，靜心時才能有更好的體力與專注力，更易於身心合一、內外和諧，這兩者可以說是相輔相成、缺一不可，因此在做身體的鍛鍊時，必須注意讓關節都保持在正位，保持自身上下、左右、內外的平衡，更重要的

是要避免運動傷害、避免過度鍛鍊的疲勞和損傷,如此才會獲得良好的效益。

　　高階的鍛鍊並不是靠肌肉和意志來運動,而是藉由體內流動的氣,帶動筋膜和身體的律動,近似於太極,這樣的鍛鍊對我們的身體能達到滋養的功效。

▲次第四：呼吸與生命氣能(PRA'N'A'YA'MA) - 呼吸就像是我們身體和心靈間的橋樑,運用呼吸的調控,除了可以幫助修養心性之外,同時也是控制氣血的秘訣,因此像是生命能量控制法、十大生命氣、多種陰陽呼吸法等,都是用調息來進一步調心的方法。

▲次第五：感官回收(PRATYA'HA'RA) - 我們有五個運動器官與五個感覺器官,透過收攝感覺器官的眼、耳、鼻、舌、皮膚,進而減少運動器官,手腳、前陰、後陰與聲帶的慾望。將感官向內回收、降低慾望的過程中,使我們專注於內在的覺知,而能從習氣與慣性中解脫。

▲次第六：集中(DHA'RAN'A') - 讓自己全神貫注並專注在當下,就好比繪畫及藝術創作般,只專注眼前的作品,不敢有一絲分神,卻也必須保持輕鬆,才能創作出完美的作品。當我們能擺脫物質慾望的束縛,不受外在干擾、全然專注於內在時,會帶來一股吸引力,當感受到內在平靜時,會有一股油然而生的幸福感,這就是專注的力量。

▲次第七：禪那(DHYA'NA) - 當開始專注後,如果還能持恆保持專注的狀態,持續地被自己內在吸引時,會逐漸進入禪那的階段,這是一種信仰般的吸引力。此時不但頭腦清明,身心無比放鬆,漸漸的沉浸於平和喜悅的幸福裡。

▲次第八：三摩地(SAMA'DHI) - 在這個階段會讓我們若有似無,並體會到內在的智慧,同時也消除人我藩籬,感受到大量的愛,甚至於到達人我合一、天人合一的境界。近似於本書「第四章 缽的科學」章節中血清素高量分泌的 δ 波,與深度睡眠、瑜珈眠(Yoga Nidra)息息相關。

◆靜心判斷的標準－外在身印的展現

　　使用銅缽修煉自我靜心，隨著靜心功夫的積累，到達一定程度時，我們的身體漸漸會開始出現一些象徵，此時只要透過簡單的練習就能做出瑜珈身印，就如同相由心生一般，因此心靈的修持，可以透過心相、面相、手相、體相看出我們所下的功夫及次第。

　　一般而言，在靜心時，透過意念將身體氣血集中於某處，即會有以下的路徑：

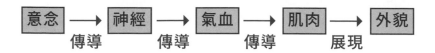

　　所以我們也可將靜心的鍛鍊，視為意念轉變成實相的過程，在此筆者列表，整理出這些身印和身體象徵，讓大家能對身印有比較基本的瞭解：

脈輪	鎖印	身體象徵	對應部位
頂輪	希瓦身印 (S`a`mbhari Mudra)	持續向內觀照而萬念寂滅時，內外觀就像視若無睹般，似乎與萬物合一、融合、消融，渾然不覺時間流逝、斗轉星移，才一下子但實際上已經過了很久的時間。	大腦及身體的神經能量傳導、內分泌荷爾蒙及人體精微能量。持久的微笑表情，導致後腦肌肉用力，可能於頭頂及後腦出現凹陷的象徵。
眉心輪	逆舌身印 (Khecari `Mudra)	舌頭幾乎可說是全身肌筋膜的樞紐(神經也依附在肌筋膜之上，近似於中醫的三焦經)，且腦部神經中有數對與舌頭相連。此身印會使舌頭有無限放大或捲曲感，甚至會有發麻感，也代表可將全身氣血控制停留在此處，並產生精微能量來滋養全身。	
喉輪	喉鎖身印 (Ja `lan dhara Bandha)	用喉頭發力，卻能自然呼吸，甚至發出海浪般的聲音，呼吸皆是深、長、有力，或是後頸椎、後腦杓異常出力卻舒適無比，皆是此身印的象徵。	胸部肌群、肩胛骨、背部、頸部肌肉、咽喉、聲帶

心輪	吊胃身印 (Uddi`ya`na Bandha) (Nauli)	是最明顯的身體象徵，在吐氣後將上、下腹部往脊椎收緊，肚子和胃部從外觀上看起來像是凹陷了一個籃球般大小，卻柔軟又極富彈性，同時也意味著氣能可以穩定的控制在此處。初學者可能因不習慣氣往上提升而咳嗽不已。	胸部肌群、核心肌群、肋間肌
臍輪	飛昇身印 (Uddi`ya`na Bandha)	能幫助拙火上升、能量上提，使身體的精氣神由下往上飛昇，輕鬆地抬頭挺胸。只要姿勢正確，人體能量運作就自然正確。過程中伴隨肚子自然用力收縮。	核心肌群、腹部肌肉、下背部肌肉
生殖輪	臍鎖鎖印 (Mu`la Bandha) (Uddi ya na Bandha)	上方兩個身印位置相當接近，作用上也非常類似，但又稍有些不同。都是藉由提縮之力和鍛鍊使下行氣上行，讓骨盆底肌群變得有力量，同時將下半身氣血往上做拉伸，而能與上行氣合一，引發中脈脊柱內的拙火上升，增進新陳代謝。動作上類似東方的提肛縮陰，精神因此變好，雙腳也會變得輕盈，過程中常伴隨陰道、生殖器的肌肉自然抽蓄與收縮。	股盆底肌群、骨盆腔、臀部
海底輪	根鎖鎖印 (Mu`la Bandha)		大腿及小腿的肌群、腿部力量

　　由此可見，修練並非是一種空談，而是能透過身體結構，看出修練次第的。

　　除了上述表列提到的各種瑜珈身印之外，在靜心鍛鍊一段時間後，還會自然生發出瑜珈手印。手是人體的第二個大腦，有科學研究指出，大腦具有可塑性，人體每個手指掌管大腦不同區塊，同時手指上有許多感覺神經，只要活化手指，也就能活化相對應的大腦區塊，而我們靜心最重要的目的之一，就是為了活化大腦，一旦透過靜心改變了腦波，手印也將隨之自然生發。手印在瑜珈裡，其實是氣脈和能量調控的方法，為了達到這個階段，在本章節中所介紹的每日 5～20 分鐘練習，都是務實的基本功，讀者可多加練習，期盼有天能自然體悟，否則手印就只是按壓手指的技法罷了。

◎ 適合與缽練習的呼吸法

由古至今，東方西方、各門各派，皆非常重視呼吸法的鍛鍊，或許呼吸這件事，對我們來說太過平凡，平日裡就沒有特別留心，但肉身的各種生理機制，卻依賴這一呼一吸才能運作，因此呼吸法的鍛鍊可以說是極為重要的，在瑜珈裡，呼吸法「pranayama」這個梵文字義是由「prana（生命能量）」以及「ayama（擴張、伸展或約束）」這二個字所組成的，因此也可將呼吸法的鍛鍊，視為幫助提昇生命能量與活力的技巧。

呼吸即是息，息字拆開就是自心，所以呼吸與心念是相關聯的。在感受緊張，或是面臨重大危機時，往往呼吸就會變得急促，反之當我們平靜時，呼吸就會顯得緩慢而平和。藉由不同的呼吸節奏及技巧，除了增加呼吸的深度與質量，還能讓人身心放鬆愉悅，對於情緒穩定度，乃至提昇個人心性修養方面，都有很好的助益。有科學研究指出，透過調節鼻孔氣流，會影響我們的心血管活動、荷爾蒙濃度、情緒感知，以及幫助放鬆神經、改變腦波。因此只要有意識的去鍛鍊呼吸法，那麼只要短短幾個呼吸的時間，就能讓我們從浮躁、焦慮、散漫的狀態，快速轉變成平靜、安定與專注。

瑜珈中將呼吸法稱之為「生命能量控制法」，意指透過呼吸，將自己的生命能往上提升。所以在冥想的時候，如果可以搭配呼吸法，就能更快速讓身體及心靈能量往上轉換，達到淨化自身，及次第提升的效果。接下來所要介紹的呼吸法，也適合一般大眾練習，讀者們平日可依個人需求單獨練習，也可搭配缽療手法做練習。

◆ 呼吸法建議事項

呼吸法雖然說是人人皆能練習，但筆者還是會建議，長久的練習下最好有專業老師指導，避免流於只是按壓鼻孔的練習。並且不同的呼吸方式，對身體所造成的壓力與感覺都不同，因此在開始鍛鍊呼吸法前，有些注意事項還是需要留意：

1. 要在您覺得安全、自在、能放鬆、不會突然受到驚嚇或打擾的場所施行。
2. 先將身體姿勢調整端正，如採坐姿需將脊椎打直。
3. 不可前彎後仰，亦不可聳肩，先讓自己放鬆下來。
4. 不論練習那種呼吸法，都需要盡量保持呼吸的節奏，並專注在每一個呼吸上。

5.練習前先由 3 個腹式呼吸開始再逐步增加。

6.練習次數不貪快、不貪多，持續而規律的練習。

7.有餘力可隨著吸吐，感受身心的變化。

◆適合日常鍛鍊的呼吸法

　　下面是筆者從瑜珈教學經驗中，撿擇出幾個比較常用、適合一般大眾日常練習的呼吸法，爲各位讀者做介紹，這些方法都非常簡便易學、容易操練，讀者們在繁忙緊湊的日常生活中，隨時隨地都能藉由這樣的鍛鍊，快速回到自己的節奏上。

一、太陽脈淨化呼吸法 (Suryabhedana)

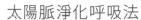

| 步驟1. 右手中指壓住左鼻孔，用右鼻孔吸氣
步驟2. 右手中指持續壓住左鼻孔，用右鼻孔呼氣

上述步驟爲一組循環。
每次練習 3～5 個循環或視個人能力、體力做練習。 | 太陽脈淨化呼吸法
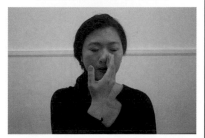 |

在瑜珈中認爲，右脈右鼻孔是連結陽性能量，掌管人體的陽性面、物質面與交感神經，這個呼吸法能幫助淨化人體的右脈，增加身體的熱能，去除體內的陰溼之氣、消水腫、強化專注力、活化語言表現力、促進消化與新陳代謝，提昇活力與血液循環。如果鍛鍊過程過熱、流汗或太亢奮，可做幾次月亮脈淨化呼吸法做調節。

二、月亮脈淨化呼吸法 (Candrabhedana)

| 步驟1. 右手姆指壓住右鼻孔，用左鼻孔吸氣
步驟2. 右手姆指持續壓住右鼻孔，用左鼻孔呼氣

上述步驟爲一組循環。
每次練習 3～5 個循環或視個人能力、體力做練習。 | 月亮脈淨化呼吸法
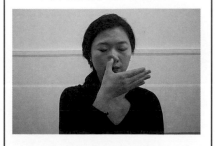 |

在瑜珈中認爲，左脈左鼻孔是連結陰性能量，掌管人體的陰性面靈性面與副交感神經，這個呼吸法能幫助淨化人體的左脈，讓過於燥熱的身體冷靜下來，有助靜心、減少煩躁焦慮、改善易怒、抑制衝動性進食、提高感知力。本法可依個人需求，與太陽脈淨化呼吸法做搭配練習。

三、左右脈淨化呼吸法 (Nadi Shodhana)

步驟1. 右手拇指壓住右鼻孔，用左鼻孔吸氣，吸滿後自然停住
步驟2. 換右手中指壓住左鼻孔，用右鼻孔呼氣
步驟3. 接續步驟 2，用右鼻孔吸氣，吸滿後自然停住
步驟4. 換壓住右鼻孔，用左鼻孔呼氣

步驟 1

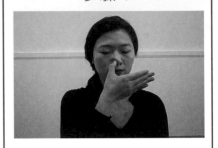

上述步驟爲一組循環。每次練習 3～5 組循環，或視個人能力、體力做練習。

這個呼吸法能幫助淨化氣脈，在瑜珈哲學中認爲，人體脊椎上有左脈、中脈、右脈等不同的氣脈，左邊鼻孔的氣息連結關於感性與情緒的右腦，右邊鼻孔的氣息則是連結理智與邏輯的左腦。如果我們有意識地去運用不同鼻孔，交替鍛鍊呼吸，可以強化思考力、專注力，使頭腦靈活，並且透過呼吸的交替，將左右脈的雜質淨化，讓生命能量可以更通暢的走到中脈脊柱及大腦上。

步驟 2

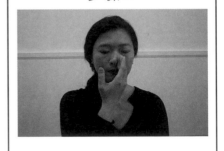

四、烏佳依 (Ujja'yi) 住氣法

步驟1. 收束根鎖臍鎖喉鎖，也就是骨盆底肌群及核心肌群
步驟2. 嘴巴閉上，用鼻子吸氣，感覺氣將胸腔充滿，再用鼻子吐氣
步驟3. 吸氣及吐氣時發出如海浪般的聲音

此呼吸法又稱勝利呼吸法，隨時隨地、任何姿勢皆可鍛鍊，可消除身體的溼熱所造成的疾病，去除過多的黏液，增加血液循環，且加

強肌肉肌腱韌帶的延展，能幫助身體七大要素(註)的平衡。此法鍛鍊後，如覺得身體比較躁熱，可搭配月亮脈呼吸法練習做平衡，晚上禁止練習此法。

> 註：身體七大要素意指(Dha'tu)：乳糜、血液、肌肉、脂肪、骨頭、骨髓、精髓液。

五、嘶聲住氣法 (Shitkari Pranayama)

步驟1. 將舌頭頂在上下排牙齒中間，牙齒輕扣合，做咧嘴微笑狀，用嘴巴和齒縫吸氣，發出嘶聲，過程中盡量露出牙齦，吸飽氣後，嘴巴閉上
步驟2. 用鼻孔緩緩呼氣

此呼吸法隨時隨地皆可鍛鍊，但比較建議於清晨或晚上，這種較為涼爽的時候做鍛鍊。此法屬於冷呼吸，可幫助身體冷靜降溫，吸氣時空氣對舌尖的刺激，讓味覺變得更敏銳，也會刺激迷走神經降低食慾。在情緒凌亂、煩燥、想生氣或身體發炎時，使用此一呼吸，即可將情緒舒緩下來。

> 註：體質寒涼或患有氣喘者可改為中午練習。

除了上列介紹的呼吸法之外，在瑜珈經典中還有一些其它呼吸法，或是比較進階的呼吸法，例如：
冷住氣法(S`i`tali)、風箱式呼吸法(Bhastrika`)、嗡音呼吸法(Bhra'mari)、悶昏呼吸法(Mu'rccha')、漂浮住氣法(Pla'vini') 等等，零零總總可略分為 21 種，這些呼吸法可協助淨化臟腑雜質、改善虛寒體質、提昇呼吸系統、淨化血液、讓我們的頭腦快速平靜下來、幫助放鬆等不同的功效，但各有其特殊的注意事項，建議尋求專業老師指導，才較能掌握訣竅，因此會建議初學者，先由上述所介紹的基本呼吸法，或之前介紹的淨化呼吸法，來做為日常練習或是缽療的搭配。

在坊間書籍中，或是本書前述所介紹過的呼吸法，都是透過自主控制，來做呼吸調控與鍛鍊，但除此之外，在鍛鍊到一定階段後，進入較高層次的靜心鍛鍊時，還會發展出另外一種自發呼吸—Kevala。這種自發性呼吸，就好比像打哈欠一樣，是無法自主控制的，這時也意謂著，身心的細緻度已到達非常人的階段，於此時，瑜珈呼吸法的終極目的：止息，和 Kumbhaks(又稱寶瓶氣)也隨之而來，就表示我們離三摩地的目標又更進一步了，這是我們學習缽的靜心冥想一個很重要的里程碑。

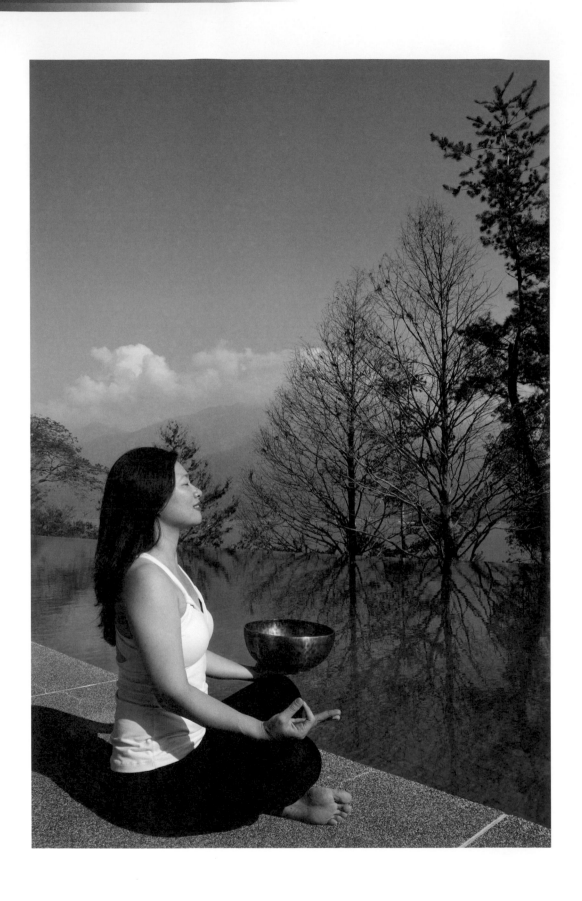

筆記

進入中脈是如此喜悅幸福，這一刻，
我只想暫時停止呼吸，走向你。

第四章　缽的科學、醫學、哲學

◎缽的科學

◆缽的聲波物理學

　　銅缽的音頻會影響周圍物質組成分子結構的振動頻率，換句話說，在銅缽透過聲波的震動時，會將周遭共振調整成和諧的狀態。科學研究指出：聲音在水中傳播速度比在空氣中快約 5 倍，若是以鐵(固體)做為傳播介質，比在空氣中快約 15 倍，聲音的大小及高低並不影響傳播速度，意即適當的介質可將聲波的傳播速度大幅提高。

　　但是銅缽音波其振動無形無色，我們要怎麼知道缽音振動的能量到底有多大呢？在課程上，筆者曾經透過缽與水的振動實驗，讓學員們瞭解。在下圖中可以看到，缽中的水在敲缽與磨缽時會產生不同程度的劇烈波動。並且這個實驗也讓我們知道，缽體的四方都可以是能量的傳輸端，並非只能從敲擊落點傳送能量波動出來，因此筆者會建議，當缽療師們遇到一對多的狀況時，可採取扇形，或讓學員環繞敲缽者的陣型，就能用最省力的方式，將缽音效力發揮到最大。

缽與水的震動實驗

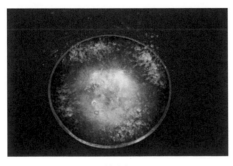

敲缽

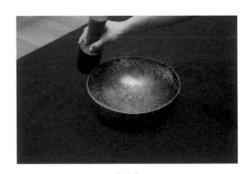

磨缽

附註：缽音的聲波針灸術

　　在銅缽的實務操作裡，有一個現象可以來驗證音波的傳導速度，由於固體的傳導較為快速，因此敲缽時若是把缽放置在關節、骨頭等處，聽缽者所感受到的振動與共鳴感會顯得強烈且深入，如是放在肌肉較多之處如大腿、臀部等，還是會有共鳴感，但其感受在相比之下，可能就沒那麼強烈了。再者，有些人敲缽時，可能原本僵硬的狀態突然放鬆下來，在身體某一處覺得特別舒服。有的人則會在某一處覺得有不明的疼痛。也有可能明明是在背部敲缽，卻在手腳或其它部份產生疼痛。這是由於缽音在身體裡，會快速傳導行經全身，有些堵塞或纖維化的地方傳

導受阻，堵塞越嚴重的地方越有可能產生疼痛，也就是中醫裡所說的通則不痛，痛則不通，例如在氣血瘀積之處，或是有舊傷之處，缽音行經到這些地方時產生了阻力，疏通的過程令我們覺得疼痛，但療程結束，就覺得身心放鬆舒暢，該疼痛部位似乎也更柔軟靈活了。只要持之以恆的敲缽，該處自癒力就會逐漸提昇，這種疼痛或不適的狀況也會逐漸改善，並恢復得更快速。

如果我們換個角度來想的話，缽音的振動和針灸、拔罐的原理很類似，針灸之目的是為了活化穴位、提昇氣血，但其效果、施作方式，均需仰賴施針者的專業做通盤評估，一般人無法自行操作。而拔罐也是一項非常流行、歷久不衰的自然療法，但拔罐的壓力容易使局部充血或瘀血，並且有些部位如背部自己也不便操作。

因此綜合上述來看，缽音的聲波振動，除了能夠按摩到深層臟腑與筋膜，而透過全身筋膜，可以共振不同的結締組織，同時缽音的刺激，也能活絡人體微循環、提昇自癒力，又不受施作部位的侷限，只要完全放鬆的讓缽音自然運作、巡行全身，就能輕鬆完成聲波針灸術，你說銅缽是不是很方便呢？

◆腦波的科學

人體是由各種細胞所組成，同樣的大腦也是由許多腦細胞所組成。腦波 (brainwave) 指就是大腦內的神經細胞活動時的節奏，經由儀器探測，呈現出如電波一般的波浪狀曲線，故稱腦波。相傳在十九世紀末，有一名德國的生理學家－漢斯·柏格，看到電鰻發出電氣的靈感，讓他無意間發現，可以藉由儀器和圖表來補捉腦波，而在之後的科學家們，又更進一步的發現到，腦波和我們意識活動似乎有著某種程度的對應，引發了後來各種對腦波的科學研究。

大腦內的腦細胞們，無時無刻都忙碌的進行著各種活動，以維持人體生理機能的運作，不論我們在何時何地、在做什麼，甚至連睡覺時，都有各種不同的「腦波」。依其頻率和不同的特性，大約可分為五大類：β 波 (顯意識)、α 波 (橋樑意識)、θ 波 (潛意識) 及 δ 波 (超意識) 和 γ 波 (專注於某件事) 等。這些不同形態的腦波，象徵著我們內在與外在的行為模式、也反應了情緒及學習上的表現。

根據這些科學家們的研究認為，當人處於壓力時會釋放出 β 波，因此 β 波又稱為壓力波，且因其頻率最快，故又稱急速波、躁動波。β 波是日常活動時最常出現的波，只在意識最清楚的時候運作，所以一般人

在大多數的時間下，都是處於這樣的波動。一旦 β 波頻率越快時，情緒就容易變得激動、焦慮，如果長期處於這種腦波之下，會使神經負擔過重、精神壓力過大，不但容易引發身心疾病，同時也會降低免疫力。

相對之下，α 波的頻率較慢，通常是在身心放鬆且注意力集中時出現，當我們處於這個腦波時，也會開始湧現出創意和靈感，所以 α 波又稱安定波、放鬆波、創意腦波，古時修行人打坐禪定，便是藉由靜心來脫離對於環境互動敏感的 β 波，轉化成為高度集中的 α 波，就不容易被外界事物所干擾。真正的禪定，就是在入定之後真正進入宇宙波、α 波的瞬間充電，如楊定一博士所說，當人體中脈和三脈七輪都暢通時，就能接受宇宙能量來修復乙太體(註)。

其實小孩子在 2、3 歲清醒狀態時，腦波通常都是 α 波居多、右腦活躍，所以小孩子都具有各種天馬行空的創意，學習語言和各種新東西都相當快速，在後天各種教條規範下，才漸漸變成理智和規矩的左腦思考。所以對充滿各種生活壓力，與繁忙雜事纏身的現代人來說，當務之急就是，應設法減少處在 β 波的負面狀態，更進一步將 β 波轉化為 α 波，而我們學敲缽，就是運用缽音的振動，促使腦波迅速進入 α 波，甚至於 θ 波，也就是所謂修復波，來協助自我修復與自癒力的提昇。

> 註：乙太(ether) 是古希臘學者所假設出來的，認為相對於會動的萬物，乙太是一種絕對靜止的、沒有質量的、無所不在。其類似於亞裡斯多德曾經提出的「第一因」、「不被動的推動者」(the unmoved mover)、「存有本身」(theBeing)，後來的西方三大神教(猶太教、基督教、伊斯蘭教)，吸納其部份說法，並將之融入其神學系統，來解釋「上帝／阿拉」的本質。

θ 波是只有在身體進入深層放鬆時才會產生的腦波，在這樣的腦波下，會讓我們充滿靈感，並且對學習力、記憶力都非常有幫助，也能提昇人體自癒力。由於這種腦波在進入禪定時也會呈現，所以又被稱做露西波、禪那波。

而大家比較少認知到的 δ 波，只有在深層睡眠才會出現，這時候通常都已進入無意識狀態了，所以我們也不會特別去注意到。這種腦波能帶給我們良好的睡眠品質，讓你睡醒覺得精神飽滿，自然對身體自我修復能力有很好的幫助。 大家可能會覺得腦波很陌生，或是平常不曾留意過，因此筆者在下面整理一張表格，列出不同腦波的特性及意義。並且因為大腦不同區塊執掌了不同的功能，也需要不同的神經傳導物質，或

說是內分泌，來幫助我們生理機能的運作，因此把這些資料一併整理如下表給各位讀者做參考。

腦波種類與意義

腦波	β 波 14-30HZ	α 波 8-14HZ	θ 波 4-8HZ	δ 波 4HZ 以下
特性	急速波(躁動、緊蹦腦波)	穩定波(放鬆、創意腦波)	緩慢波(白日夢、露西波)	最緩慢波(深層睡眠波)
意義	對日常生活中接收到的訊息做出反應及行為	身心放鬆但注意力集中、開始產生創意	靈感和創意湧現、身心靈感受平靜、舒服	喜悅、滿足、充滿愛與寧靜幸福感湧現
產生時機	日常生活時	放鬆時	打坐禪定時	深睡或靈魂出竅時
健康意義	身心緊蹦免疫力降低	自癒力提升腦內啡增加感受幸福喜悅	極度放鬆自我修復力提升	進入深層睡眠自我修復力提升
意識	顯意識	橋梁意識	潛意識	無意識
大腦區塊	前額葉	頂葉	顳葉	枕葉
神經傳導物	多巴胺	乙醯膽鹼	GABA	血清素
修行意義	凡人波業力波	靜坐波修行人波	佛陀波、入定波禪那波、冥想波	靈魂出竅超越時空

◆神經傳導物質如何影響我們

　　人體日常生理機能及相關運作非常奧妙，可以說是由一連串精密的化學變化所掌控。而神經傳導物質可以說是直接影響大腦及情緒感受的奇妙機制，像是多巴胺、血清素等，都是較廣為人知的神經傳導物質，乙醯膽鹼和 GABA 則是近幾年來保健新聞的熱門話題。神經傳導物質主要是藉由日常飲食攝取後，在人體大腦內合成分泌的，因此合成效率和分泌的產量因人而異，但是可以透過運動、冥想、適當的飲食來幫助其分泌。

　　多巴胺影響著我們的情緒，包含開心和興奮的感受，就好比是戀愛時所感受到的激情，但是如果過度刺激多巴胺的分泌，就會產生過多慾望，造成一些自己不一定能控制的上癮行為，如衝動性購物、煙酒藥物等。

　　乙醯膽鹼則是負責控制肌肉收縮，與影響大腦的記憶力、學習力，有針對阿茲海默病患所做的研究發現：許多病患腦部中乙醯膽鹼的含量和一般正常人相比，普遍低得多。而 GABA 能幫助腦部放鬆和冷靜，減少身心壓力，被認為是大腦裡最安全最平和的神經鎮靜劑，也掌管了交感系統的調節，與影響心血管功能，還能幫助分泌大量生長激素。

　　有世界衛生組織的報告指出，精神類疾病中，憂鬱和焦慮症都和 GABA 含量過低有關。有醫學院和科學家們利用核磁共振影像技術，探討練習瑜珈前後，大腦中 GABA 含量變化情況，並將沒有練習瑜珈，但是閱讀一小時的人做為對照組。結果顯示，練習瑜珈的受試者，腦中 GABA 含量提高了 27%，但是在參與閱讀的小組中卻沒有產生變化。

　　最廣為人知的血清素和多巴胺很類似，但又不太一樣，它控制我們的食慾、睡眠、情緒、自律神經與內分泌系統，有些研究發現到，憂鬱症患者大腦裡血清素代謝物濃度較低，認為當血清素分泌不平衡時，比較容易產生憂鬱傾向，所以血清素又被稱為快樂因子、幸福因子，因為人體自然分泌的血清素濃度提高時，能增加幸福喜悅的感受，幫助抒解大腦及身心壓力。

　　所以對人體而言，影響我們身心情緒與健康的要素，除了生活中的人事物外，大腦的變化與身心壓力也有著舉足輕重的影響。神經傳導物質和各種內分泌，可藉由日常飲食、作息及運動來幫助活化與平衡，而腦波的變化與放鬆，就有賴個人心性修養的鍛鍊了。

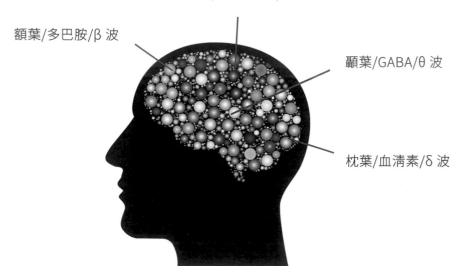

頂葉/乙醯膽鹼/α 波

額葉/多巴胺/β 波

顳葉/GABA/θ 波

枕葉/血清素/δ 波

◆缽音與腦波的互動性

如果從基本物理學的角度來看，缽音只是一種飄渺的波動，稱不上連串成調的樂曲，但通過敲擊或以摩擦的方式，就能使銅缽產生悠長且穩定的波頻，讓缽音將銅缽本身的共振能量穿透人體，產生頻率的調整與共鳴。科學驗證中說明，這種低音頻率的傳導就是腦波溝通的方式之一，能讓人身心安定、放鬆，連帶調整自律神經，以及影響睡眠最重要的副交感神經、內分泌、腦內啡等。

下表說明了不同腦波的狀態及出現的時間：

不同腦波的狀態及出現的時間

腦波種類	狀態	時間
β 波	免疫力會開始逐步降低，對周圍環境的影響容易過分敏感，難以集中注意力，常處於緊張狀態且容易疲勞與老化。	大部分人在上班或白天勞動時腦波皆在此階段，尤其情緒較緊張或亢奮的時候更加明顯。 如緊張地從夢中驚醒，原來的慢波頻 αθ 立即被 β 波所取代。
α 波	大腦不易疲倦，學習力佳、集中力佳，學習工作時不容易被外界事物影響，輕鬆狀態，大腦處於放鬆狀態。	在放鬆平靜勞動時，或閉眼時該頻率最為顯著，睜開眼睛或接受其他刺激時，此 α 波立刻消失。
θ 波	睡眠、作夢的起始階段，深層放鬆狀態，心跳減緩。	夢境時或睡意濃厚時，於全醒與全睡之間的過渡階段。
δ 波	呼吸深入，血壓和體溫皆下降，心跳緩慢，深度睡眠狀態。	進入完全深睡的狀態才會出現。

敲缽時，無論敲缽者或聽缽者，是否沉浸在渾然忘我的境界中，這個過程其實就是腦波的波動，類似催眠時意識的解離狀態，開始進入一種無主體的自我漫遊。另外，許多氣功研究結果均指出：修習氣功者的腦波較易進入 α 波及 θ 波狀態，意即顯示練習氣功者，較容易進入放鬆冥想的生理狀態 (李嗣涔 1991，黃英哲 2007)，據研究者推論，敲缽者和聽缽者在敲缽時的腦波，也應該多數處於 α 波及 θ 波狀態 - 這部分已透過腦波儀研究證實。因此也可以說，古人靜心與修身養性的功夫，就是利用腦波狀態的改變，來幫助我們做身心的調整。

◆意識層次的振動頻率與能量指數

萬事萬物皆是由旋轉的粒子所組成，這些粒子有著各自不同的振動頻率，換句話說無論是有形的物質，或是無形的意識形態，皆由頻率所組成，因此在科學家眼裡，所有的物質都只是一股不斷振動的能量，著名的量子理論之父，也就是愛因斯坦的老師 - 普朗克博士，曾於 1918 年獲得諾貝爾物理學獎時感嘆道：「我對原子研究的最後結論是：世界上根本沒有物質這個東西，物質是由快速振動的量子組成！有形無形皆是不斷振動的能量，兩者的分別在於振動頻率不同，因而產生不同的意識，或形式的不同物質。」

而美國著名心理學家、靈性導師，同時也是精神科醫師的大衛‧霍金斯博士 (David R.Hawkins, Power vs. Force)，在將近三十年臨床實驗中，隨機選擇來自不同的地域、種族、文化、行業、年齡等多元性的測試對象，累積下幾千人次和幾百萬筆數據資料，經過精密的統計分析之後，發現人類各種意識層次，都有其相對應振動頻率，也就是所謂的能量指數，形成了每個人獨一無二的能量場。

人與人之間相處互動的形式也是基於彼此頻率影響下的共振，隨著自我意識狀態的改變，這種能量指數會對身體產生影響(如身心症狀)，依據研究顯示，一個人的社會動機和心靈境界，是影響和決定其意識層級的關鍵因素，例如誠實、同情和理解等正面精神狀態，能增強一個人的意志力和身體力量，進而改善身心健康的狀況，和整個生命的道路。

如果讀者們對情緒能量想要更深入瞭解的話，建議參考大衛‧霍金斯博士的著作《心靈能量：藏在身體裡的大智慧》。在此僅附上情緒能量表供大家參考，讀者可以觀察看看，日常生活中和他人互動時多半是落在那個級別居多？在靜心或是敲缽後，又落在那個級別？當你開始有所覺察的時候，自己生命的道路也就隨之改變了。

情緒能量表

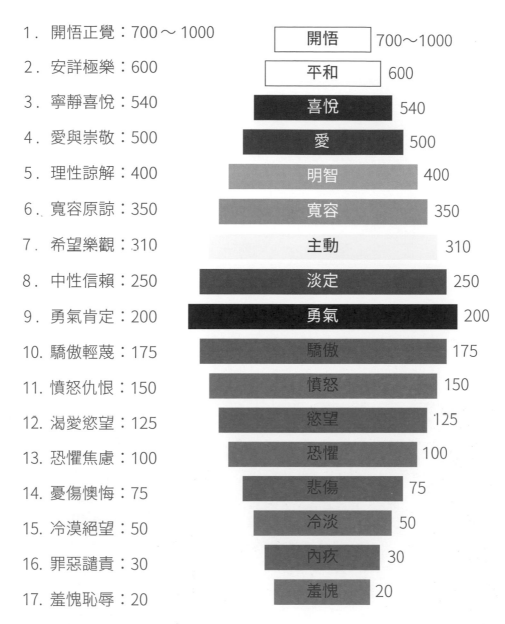

1. 開悟正覺：700～1000
2. 安詳極樂：600
3. 寧靜喜悅：540
4. 愛與崇敬：500
5. 理性諒解：400
6. 寬容原諒：350
7. 希望樂觀：310
8. 中性信賴：250
9. 勇氣肯定：200
10. 驕傲輕蔑：175
11. 憤怒仇恨：150
12. 渴愛慾望：125
13. 恐懼焦慮：100
14. 憂傷懊悔：75
15. 冷漠絕望：50
16. 罪惡譴責：30
17. 羞愧恥辱：20

附註：淺談頻率共振療法與銅鉢

　　任何事物都有自己的頻率，甚至於連疾病也有各自不同的頻率，以前許多醫學無法解釋的事物，隨著現今醫學的發達，都有了新的解釋。好比說近期有本新書問世，介紹一種治療各種疑難雜症的定頻微電流療法。這是一種，在一次「醫學整頓運動中」，被主流醫學所禁止的療法，因為當時的醫學界只認定像是手術、藥物等「科學的」療法。

　　直到多年後的某一天，有人意外發現一台被藏起來的微電流機，和一張古老的頻率表，而作者在某次因緣際會下受到治療，並對這套療法驚為天人，開始嚐試用來看診。後來經過多位醫師的苦心研究及作者本身豐富的臨床案例，讓這套療法逐漸完備。

　　書中介紹許多案例，和適用的頻率。聽起來好像很神奇，其實這種療法就是運用了頻率和共振的原理。不同的頻率有各自的功能，其中最特別的是，這些頻率還可串聯起來，有一套順序，在處理某種難搞的狀況時，只要順序對了，問題馬上迎刃而解。

　　這和銅缽運用音波共振的原理不謀而合，人體肌筋膜靠水份神經傳導，經缽音的振動後，會使神經傳導的速度加快許多，所以為什麼敲缽後會快速放鬆？為什麼缽音能帶動氣血循環？這一切的一切，都是因為共振快速轉換頻率，進而改變了狀態啊！只要改變敲擊的力道與節奏，就能運用在不同的狀況，您說銅缽是不是簡單又方便呢？

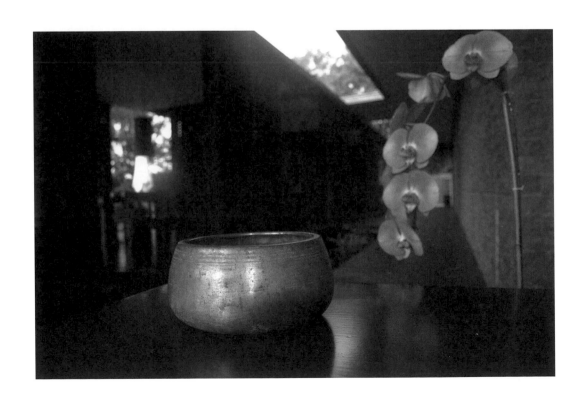

◎缽的醫學

傳統中醫裡認爲，人體在生理機能運作上來說，氣的推動對血液運轉非常重要，氣與血之間是互榮與共振，彼此相輔相成，共振好便能增加血液流量，整體微循環和臟腑機能也會隨之提昇，換句話說，當氣血不通暢時，新陳代謝和臟腑機能便降低。

我們的血液循環系統包括有心臟、血管和血液。心臟透過搏動，做爲血液循環的動力，其中的微血管因其管壁薄，利於細胞之間的物質交換，分佈於全身交織成網，構成微循環，因此人體的微循環又有「第二心臟」之稱。

在我們體內的各類大小血管，則是扮演維持循環代謝的角色，大致上來說，人體內的循環方式有體循環，與肺循環兩種途徑，輸送氧氣與營養到人體各處，還要負責將二氧化碳、尿酸與乳酸等廢物移除，以維持正常生理機能，並協助免疫功能、調節體內酸鹼值，與體溫等重要功能的運作。因此良好的血液循環，能夠提高人體自我免疫能力，啟動自我修復功能。

知名學者王唯工教授認爲，人體氣血的循環，可以用能量與共振的概念來理解，在人體循環不好時，所引發的各種影響，便是由於身體共振能量系統運作失去和諧，五臟六腑協同作用失效所導致。想要維持氣血循環暢通的關鍵，便是使身體能量能和諧運作。

◆西方醫學檢測

筆者曾在偶然機緣下，認識一位腦部醫學博士，在初見面時，博士就非常直率的告訴我：他不講感覺只看結果，對銅缽的好處抱持質疑的態度。其實大多數的人通常都會有所存疑，因此這也正是爲何，筆者要特別以科學和醫學的角度來介紹銅缽，後來有個個案分享，促成了筆者與博士共同研究，讓銅缽的效果不再只是一種難以言述、有可能因人而異，卻無公信力可言的主觀感受，而是能有實驗做爲佐證。

在研究過程中，筆者先將銅缽敲擊後，由遠而近靠近受試者耳邊，再由下而上(見圖一)。而博士則使用昂貴精密的科學儀器，檢測敲缽前後眼部周圍血流量(見圖二)，以及手指端部的血液流量，與含氧量的變化。如果一般人沒有這種精密科學儀器，可使用顯微鏡及經絡檢測儀，來觀察人體紅血球和經絡循環的變化(見圖三)也是很好的方法。

圖一

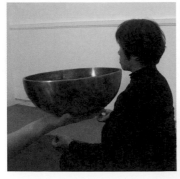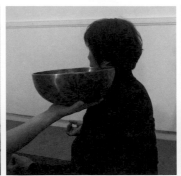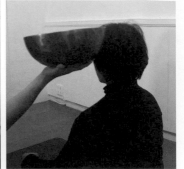

圖二

敲缽前

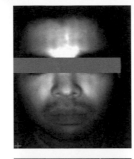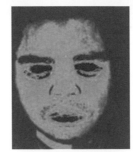

敲缽 3 下後

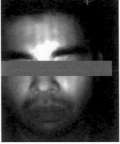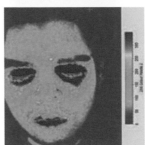

圖三

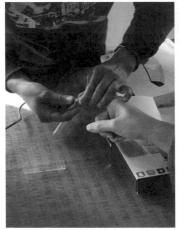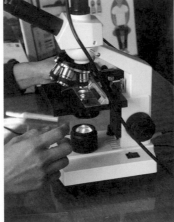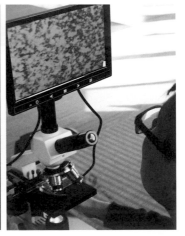

▲敲缽前紅血球觀察

在敲缽之前，我們使用一次性針頭，探受測者左手無名指的血液為樣本探集新鮮的血液，並透過高倍數顯微鏡，觀察紅血球此時的狀態。此次實驗發現到，敲缽 3 分鐘後血流量增加 53.1%，血液中含氧血紅素增加 18.3%。(見圖四)

圖四

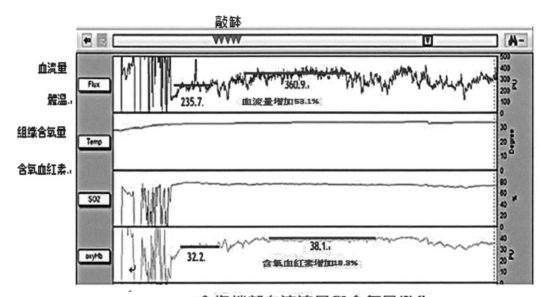

食指端部血液流量與含氧量變化

從多數樣本觀察中可以發現到，一般的紅血球都呈現乾扁，且重疊如大腸般的黏著情況。在正常狀況下，人體內的紅血球應為圓盤內凹狀，這樣的造型可增加與氧氣接觸面積，利於攜帶更多氧氣，若紅血球沾黏在一起時(見下頁紅血球觀察圖片五)，就會大幅降低運送氧氣的能力，尤其在人體微循環中，常有細小到只容許一個細胞通過的地方，若因紅血球沾黏串連後，造成微循環不良，將使器官組織得不到足夠養分，同時體內廢物也無法有效代謝，日積月累之下，就影響我們的健康狀況甚至是產生疾病。健康而正常的紅血球形狀圓潤、顆顆分明，流動速度快(見圖六紅血球觀察)會產生這種「豬大腸」現象原因，就是生活作息不正常壓力過大，或是飲食不均衡，種種情況綜合影響之下，就容易讓人變得疲勞、酸痛，同時使得我們變得反應遲鈍、思緒混雜了。

圖五

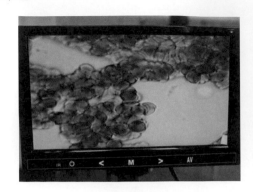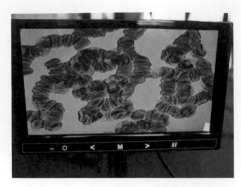

敲缽前學員的紅血球觀察 - 紅血球凝結

　　隨即開始對受測者施作銅缽，經過敲缽三分鐘後，再次採集受測者血液樣本，用高倍數顯影觀察，從下圖中可以明顯看到，原本沾黏成「豬大腸」的紅血球多數都分離，且變得顆顆分明又圓潤。這表示在缽音共振之下，讓人體細胞能快速恢復平衡，回到原本該有的狀態，也提昇了血液循環的效率，這結果說明，我們生理機能的運作，與身體的活力被強化了。

圖六

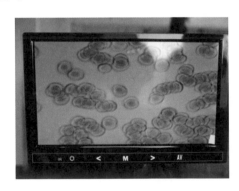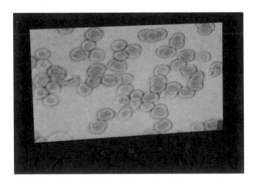

敲缽後學員的紅血球觀察 - 紅血球分離

附註：缽與回春美容(Rasayana)

　　為了要有客觀性、數據化的驗證，證明缽音的運作原理其實非常科學，因此筆者運用採集血液做為實驗，觀察紅血球細胞的變化狀況，如果紅血球形狀乾扁，代表缺乏營養，這樣的細胞代謝就不佳，容易使身體肥胖與老化加速，並且人體的抵抗力及自癒力也會漸漸下降。儘管這個實驗非常地簡單，但仍需要採血與精密的顯微鏡工具，對一般大眾來說，不是每個人都能準備這樣的儀器，有什麼比較簡便的方法，能夠證明缽音對人體的影響呢？

　　筆者在這邊，教大家一個，人人都可輕易做到的辨別方法，只要敲擊缽靠近聽缽者臉部(見本章 西方醫學檢測 圖一)，就可以用肉眼，觀察到聽缽者臉部肌肉線條的變化。結果發現到對 95% 以上的人，幾乎都有明顯臉部拉提的效果，或是感覺到臉部肌膚、肌肉變得緊緻，如果更進一步去追蹤 1～3 個月內有定期敲缽的同學，結果也都非常一致的有正向回饋，例如皮膚變好、法令紋改善、臉部變得緊緻有彈性、年輕化的現象。這個始料未及的「美容效果」真是意外的驚喜。

　　通常我們都是從調整運動、飲食、睡眠等三大方向來著手，幫助自己更健康，卻從未想過，利用銅缽的音波共振原理，來調理亞健康的狀態，但其實這些方式都是殊途同歸，因為修煉就是為了使人生在漫漫旅途中，逐步地得到快樂，人快樂了，血液、內分泌、腦波都變好了，年輕的外貌自然隨之而來，所以越修煉，越年輕，越修煉，越快樂，希望大家都能領會前人為了讓我們快樂而流傳下來的修煉方法。

　　在這些方法中，其中睡眠與睡修煉(瑜珈眠)便是一大要點，不僅是影響人體自癒力，及修復力的決定性因素，也是本書所提到的，銅缽是入睡神器與靜心冥想最好的用具，這樣的概念。沒有什麼補品、保養品比睡得好更重要，所以敲缽可說是懶人捷徑法，只要輕鬆敲幾下銅缽的功夫，就可幫助入睡，又可美容拉提，讓皮膚緊緻光亮，只要氣色好，身體就會好，心情也就跟著變好。這個原理說穿了，就是因為微循環與血液循環良好，人體氣血自然就充足了。

　　我們人體是非常奧妙的傳導媒介，一般來說，在身體細胞、血球和各個器官裡，有極高的含水量，因此人體是傳播聲波非常理想的媒介。而銅也是非常好的傳播媒介，當銅缽靠近人體時，其波頻能與我們的細胞、筋膜、器官、水份等分子產生共振，使得生理上，會產生熱、癢、麻、酸、痛的現象，此因乃是末梢微血管，或表層神經受到刺激，促進血液循環所致，進而調整身體能量，激發自癒能力，改善氣血、經絡阻塞，與各種僵硬、酸痛和不適，銅缽音波的祕密，其實就是這麼簡單。

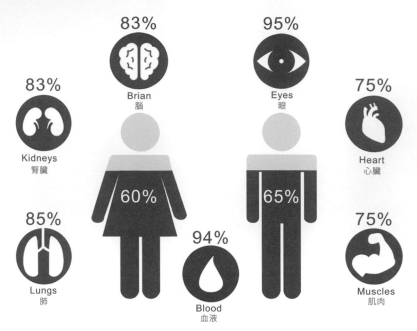

Image: Flaticon.com

◆東方經絡檢測：測量身體的十二原穴

　　在前面一連串的實驗能令大家瞭解到：銅缽所產生的音頻，及其振動的波頻，可在人體氣血原有的共振基礎上，協助促進平衡，且產生更大的和諧共振波，還能夠提昇人體微循環，及血液中的含氧量幫助活化血球細胞、並增加器官的血流量，由數據上來說，其改善的幅度非常明顯。

　　而知名學者楊琳，在其研究中，曾經以 Pulse Health Care System（經絡共振儀），來檢測人體經絡在敲缽前後的變化狀態，故而筆者也在課堂上，使用經絡能量檢測儀(註 1)，來驗證這 項實驗。

　　註1：此經絡檢測儀是受到台灣醫療單位衛福部認可，其分析數據具有醫學參考價值，並有雲端大數據庫做統計分析，非一般坊間直銷特地為產品量身打造的儀器。筆者用此儀器，前後做過多次實驗，依中醫的數據來看表現不俗。在中醫的經絡系統中，十二經脈在人體手腕，和腳踝關節附近，各有一個腧穴，意即臟腑原氣經過和留止之部位，因此腧穴又稱為「原穴」。透過經絡檢測儀，就可以將敲缽前後，經絡反應變化，用具體的數據，讓我們推測缽音對臟腑功能的影響為何，也間接使我們得知，關於銅缽經絡療法(註 2)，實際操作時的效益與可信度。

　　註2：銅缽經絡療法是運用缽音的振動，梳理深層的經絡、幫助氣血的通暢，在稍後的章節裡，筆者將會比較完整的介紹銅缽經絡療法。

原穴與臟腑、經脈的對應

原穴/腧穴	對應臟腑	對應經脈
太淵	肺	手太陰肺經
合谷	大腸	手陽明大腸經
衝陽	胃	足陽明胃經
太白	脾	足太陰脾經
神門	心	手少陰心經
腕骨	小腸	手太陽小腸經
京骨	膀胱	足太陽膀胱經
太溪	腎	足少陰腎經
大陵	心包	手厥陰心包經
陽池	三焦	手少陽三焦經
丘墟	膽	足少陽膽經
太衝	肝	足厥陰肝經

　　缽音對經絡能量的檢測實驗，是在銅缽培訓課程前後，用經絡能量檢測儀，按觸人體十二原穴，由儀器採集受測者的生物數據後，將結果上傳至雲端大數據，做分析比對再回傳，透過數據變化，來瞭解受測者十二經絡的循環是否順暢？當下經絡能量的高低？又或者更進一步來分析，在這個季節、這樣的時間點，受測者身體能量狀態如何？如果要以比較嚴謹的態度，進行這個實驗的話，經絡能量的檢測最少追蹤七天，並且建議每天都在相同的時間測量，所得結果才會客觀，更具參考價值。

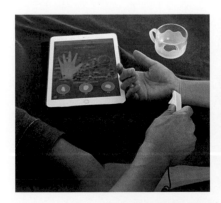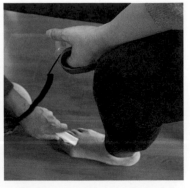

經脈能量檢測儀按人體十二原穴

◎缽的哲學

◆缽音 Om 音：宇宙誕生時的聲音、生命的起源

　　Om 聲在古老哲學系統中，被認爲是天地間最有能量的聲音。在宇宙創始之初、渾沌初開之際，由於巨大的能量分裂、聚合，產生嗡嗡的聲音，這是來自於物體能量磁場的波動，在梵語裡稱爲 na´da（中譯爲「致因」），意即表示母體、創造本體之意。這個「致因」代表音便是 Om，這是宇宙創造事物最基本的一個音，故 Om 音又稱爲宇宙原音。

　　後來隨著宇宙能量逐漸增強，許多的星體與生命體隨之生成，產生各種不同的聲音波動，有些聲音的頻率已超過人耳的聽力範圍，科學家們發現，雖然這些聲音我們聽不見，但透過科學儀器收集、壓縮、整理後，所得到的聲音一樣都是最純粹、最原始的聲音，也就是 Om 音，換句話說，Om 音就是一切事物與所有生命的源頭。

　　而在哲學經典裡，Om 音是由 A、U、Ma 這幾個不同的音根所組成，A 代表創造、U 代表運行、Ma 代表毀滅。因此 Om 音其代表的意義與 GOD（中譯「上帝」，G：Generator 創造、O：Operator 運行、D：Destructor 毀滅）相似，也和佛教所言「成、住、壞、空」、「生、住、異、滅」雷同，因此 Om 音又被稱爲上帝的聲音，此音波具有平衡一切萬物波動的作用，這不僅只有在瑜珈哲學裡談到，在坊間各種能量與身心靈成長課程，也時常提及這樣的觀點。

　　筆者在前述章節提到，萬事萬物皆由頻率所組成，所有物質被細分再細分之後，結果都是一種頻率，如果把人體比喻成一個交響樂團，身體裡每個器官和組織，甚至於細胞的頻率，都是依據其負責之功能，來與身體其他部分和諧共振，各器官所運作的生理機能之間，彼此環環相扣，若有部分器官或細胞變調了，或失去正常的秩序與功能，便會引發身體種種不適，進而產生各種疾病。

　　由於 Om 音是萬事萬物最原始的頻率，好比是構成所有物質的原物料，能引導人體內失序的細胞、腺體或組織，回到原本和諧的狀態上，同時也協助開啟身體的能量場，聯結心靈與自然的能量，或是說是宇宙能量的頻率，使新的能量進來，就像是幫細胞充電做 SPA 一樣，在心靈層面來說，藉由 Om 音，使我們回歸平靜與清明，而能達到另一層領悟境界。胎兒在母體中，所聽到的聲音也就是 Om 音，所以當嬰兒在啼哭時，若能以類似的聲音來安撫他，便會使他覺得安心，而能很快平靜下來。

銅缽所發出的聲音就是 Om 音，其所產生的頻率與共振能量，會將我們的腦波由原本躁動的 β 波，快速帶到 α 波及 θ 波層次，能對人體內在頻率，細胞、器官的頻率，產生調整與共鳴之效，對人體微循環與氣血運作皆能有效提昇。近代流行中，有所謂地球的心跳－舒曼波，這個聲音頻率與 Om 音十分相近，是取之不盡、用之不竭的天然資源，當我們身心全然放鬆，來到 θ 波的狀態時，就容易與舒曼波共振，就等於經常補充天地間的自然能量，人就顯得精神飽滿容光煥發了，其原理也就是中國傳統上說，天人合一的道理。

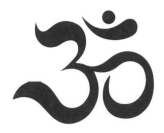

◆三脈七輪淺談

一般在中醫學理上所講述的十二經絡、奇經八脈，對應人體五臟六腑，同時，也以陰陽五行闡述身體的結構，與其之對應關係。同樣的在印度哲學，和阿育吠陀裡也有類似的觀念(見下小節)，認為人體有七萬兩千條精微氣脈是以三脈七輪為立論基礎，認為我們有左脈、中脈和右脈這三條主要的氣脈，中脈就位在任督二脈中間，相當於人體隱形的中軸線，這三條氣脈彼此交會，氣脈的交會點就是一般所稱的脈輪(chakra)。

過去古老哲學系統認為，人體的孕育從腦髓、脊髓、心臟開始依序生長直到人體中脈奠基之後，才開始往左右延伸四肢與五官的發展，因此認知上，中脈是我們最重要的核心。在中脈兩側還有左、右兩脈這二股不同的能量流，從中脈最低層的交會開始，左脈自左向右盤旋而上，開通於左鼻孔，右脈則以右向左旋繞向上，開通於右鼻孔。

左、右兩脈呼吸的氣流，會結合人體的自律神經系統，因此當呼吸和氣脈不通暢，就會使我們的內分泌系統與自律神經系統開始失序，進而影響健康，最明顯也最重要的影響就是睡眠品質。

三脈於交會之處分別產生了五個脈輪，即第一到第五個脈輪，分別為海底輪、生殖輪、臍輪、心輪、喉輪。而第六個脈輪眉心輪，和第七個脈輪頂輪，則不在三脈交會處。

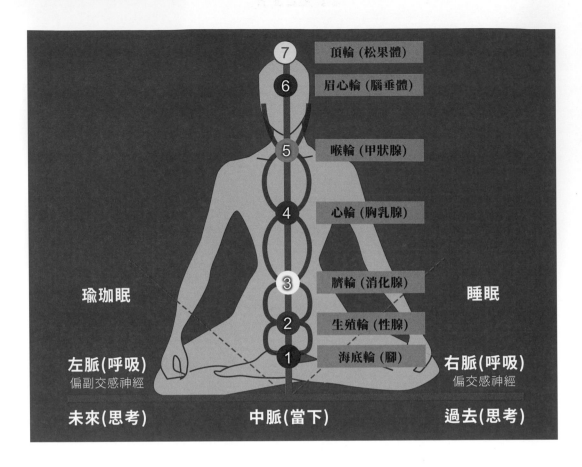

萬物皆有 Om 音，當然十二經絡及三脈七輪也不例外。人類因為氣脈管道阻塞而生病，身為宇宙原音的 Om 自然能運用頻率舒通阻塞，改善左右脈的自律神經系統。無論世界如何分化，千年哲學的道理，總是歷久彌新。

◆身體裡的祕密 - 脈輪

　　每個脈輪均對應人體的內分泌系統及部位，當然也有各自象徵的顏色，可說是我們的能量中樞，直接影響著人體生理機能，控制各種內分泌系統、神經系統，也是人體能量傳輸的閘道口，當能量抵達脈輪時，其支脈與細胞，會將能量傳輸到其掌管的腺體、副腺體或神經系統，便能滋養臟腑、活化人體機能。除此之外，還會影響到心理感受，靈性成長等其它層面。

七大脈輪之含意

圖騰	名稱	梵文名稱	位置	顏色	對應部位	心靈含意	失衡症狀
	頂輪	सहस्रार (Sahasāra) 象徵無限	頭頂百會穴	紫色 白	大腦、松果體、神經系統	精神靈性、內在智慧、領導統御力	唯物主義、生活茫然無目標、冷漠
	眉心輪	आज्ञा (Ājñā) 命令	兩眉之間	錠色	小腦、眼、耳、前額、腦下垂體	創造力、直覺想像力、覺察力、接受外在價值觀與信念	判斷力減退、睡眠障礙、學習障礙、注意力渙散
	喉輪(空)(乙太)	वशिुद्ध (Viśuddha) 淨化	喉嚨	藍色	喉嚨、氣管、口腔、牙齒、甲狀腺、呼吸道	自我表達與溝通、創造力、內在真我	過於沉默或多話、言行不一、自大
	心輪(風)	अनाहत (Anāhata) 無法被打敗的	兩乳中間膻中穴	綠色	心臟、乳房、肺、循環與免疫系統、胸線、乳	慈悲心、同理心、包容與寬恕、愛與被愛	人際冷漠、疏離感、情緒化、偏執
	臍輪(火)	मणिपुर (Manipūra) 珍寶 或 火焰所在	肚臍	黃色	胃、脾、肝、胰、肌肉、消化系統	控制慾、自我意識、理性、意志力	消化或代謝異常、懦弱、具侵略性
	生殖輪(水)	स्वाधिष्ठान (Svādhistāna) 本我的居所	恥骨大小陰唇	橙色	腸、腎、腰、生殖系統、體液、內分泌、性線	性慾、活力、情感表達、歡愉感	過度依賴、成癮症、忌妒心、冷感
	海底輪(地)	मूलाधार (Mūlādhāra) 根基或源頭	尾骨會陰穴	紅色	骨、足、脊髓、直腸、卵巢、睪丸、腎上線	物質慾望、安全感、根源與家族	自我批判、恐懼、焦慮、無安全感

經過筆者的介紹，相信大家都明白，脈輪是人體重要的能量中心隱含許多象徵意義和元素。

脈輪能量會影響人體精微能量的運作，甚至影響我們的情緒、想法等，隨著日常生活中所遇到的人事物，也會影響脈輪的平衡和健康。

在瑜伽中認為：我們每個人都是一個小宇宙，而外在就好比是一個大宇宙。所以在人體這個小宇宙裡，涵括了很多神奇的奧祕，有獨特的脈輪能量系統，而其中，脈輪又有對應的行星能量，因此坊間有行星的頻率、脈輪的頻率認為我們的脈輪裡對應了不同的行星，這類的說法。

依筆者淺見，就初學者而言，先有一個鉢能自我療癒及修習冥想便已足夠，倘若替他人療癒，則 1～3，1～8 個鉢是必要的，至於是否對應行星頻率，筆者覺得先不要憂心。水到渠成，待修習一段時間，自然會有定見。

還有近幾年來也很流行所謂脈輪音樂，意即透過聆聽樂曲，把不同脈輪的能量調整平衡。其實關於脈輪的頻率和相關應用，是一門比較深入的學問，並且在阿育吠陀中，行星和人體的對應也是一門學說，但這涉及到占星術、星象學，及天文學等等較專業的領域，而無論是行星頻率或是脈輪對應的音調，在坊間都有不同的學法。

例如有的學說認為頂輪是木星行星頻率，但有的學說就認為是天文學說裡，地球的柏拉圖年頻率，為免離題太遠，筆者較無涉略在此就不多加贅述。

但讀者不用擔心，只要透過前述章節的自我療癒練習、以及靜心呼吸法，就能同古人運用鉢銅的初心般，透過靜心冥想，更認識小我的小宇宙，與外在行星的大宇宙連結，並依循此書的科學醫學哲學系統，了解古人運用鉢的原意，必定能昇華出屬於自己的用鉢心得與人生智慧。

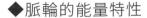

◆脈輪的能量特性

　　太極之前稱爲無極或道（就如同老子道德經所闡明的「道」），在道還沒有成形之前，則是一片渾沌，沒有人能捕捉到渾沌的眞實面貌，好比頂輪之處無形無相。而渾沌創造出了陰陽，清者爲陽，濁者爲陰，上爲陽，下爲陰，因爲有了相對，而出現了時間的前後。因此所謂「時間」是一種排序，由於時間排序，造就了磁場與空間，因爲空間產生擠壓，形成高低氣壓，彼此流動而產生了風，風由於高低壓力流動，而磨擦出溫度，隨著溫度的高低，使得混濁的陰陽燃燒，而有了三態－液態、氣態及固態的變幻，同時由於高溫會生火，便開始灼燒，灼燒後化爲灰土，累積形成物質空間的大地。

　　這些物質產生的過程，一個比一個更加粗鈍，因此在脈輪能量的精細程度上，也是如此呈現，越往上的脈輪，能量越爲輕盈，越往下的脈輪，能量運轉就較爲遲鈍，換句話說，聲音能量的靈活度便大於嗅覺，例如我們久處惡臭的地方，便不再覺得惡臭，反而對聲音的感受度越來越敏銳。

　　既然所有的物質都是由頻率所構成，那麼每一個場，甚至是每一個空間，均是由念與頻率所造，也就是所謂空元素的能量，這些頻率相似的會互相吸引，聚合於心輪。心輪掌管著風元素時，也控制著心臟。中醫裡認爲，人體的血靠氣來推動，才能運作於全身，而血液在運轉的同時帶有溫度，這股溫度的趨力是由臍輪產生，因此只要善佳利用這股火性轉換的能量，就可以將水、土元素做轉換和塑造。

　　故而一切物質的根本都在於喉輪、在於空，更加深入且精準地說，是在於心靈。而這股心靈力量的源頭，則來自於虛空之中，無形碰撞所產生的因果種子。

　　所謂的空，可理解爲一種氣場和氣勢。相傳在古代時，有皇帝請名匠來打造紫禁城前的銅獅，名匠可不是隨便找個獅子的形就交差了事，而是先冥想獅子的氣力、霸氣和威力後，才將這股能量灌注在銅獅裡，因此名匠所鑄的銅獅，除了有精心打造的外形，還具有震攝人心的氣勢與威力，這種能量不是刻意模仿就能夠複製的，其關鍵在於，創作者的意念能否將這股氣勢賦予銅獅。

　　筆者在這裡所講的空，指的是空間，比如說大家多半都會覺得，手工製的饅頭比較好吃，與機器製的饅頭相比，更加 Q 彈有嚼勁，這種彈性即是空間的概念。

　　在古時製缽的標準其實非常嚴格，製缽師傅不但要有精良的技藝，通常還需要一定的修為，有時老缽捧著會覺得非常輕盈，那是由於，師傅在手工打造的過程中，還為銅缽加注了空的意念進去，老缽裡空元素含量的多寡，也就代表製缽師傅的修為。還有其每一次敲打的勁道，和製作時的意念，都會影響這顆銅缽呈現出來的品質。

◆銅缽最重要的脈輪 - 喉輪

　　就靈性層面來說，海底輪、生殖輪、臍輪、心輪、喉輪等五大脈輪，代表物質界的不同元素，分別是地、水、火、風、空五大元素，宇宙一切物質，甚至於包括人體，皆是由五大元素所構成。眉心輪和頂輪都是掌管心靈覺知。喉輪則是象徵物質界的最後一個脈輪，喉輪和心輪都是做為物質能量轉換的橋樑，在喉輪以下的脈輪，其各種粗重能量，經由心輪和喉輪的轉化，而變得更精細，如果我們想要將能量做正向提升，從喉輪來著手，其改變速度相較於物質界其他脈輪來說，會更加快速；再者，我們也可以由喉輪的執掌來看，其代表了空元素，除了掌管聲音與振動，其實也總理地、水、火、風等物質界的元素，這表示聲音不僅僅只是影響到掌管物質界的下四輪運作，亦是做為向上溝通的重要通道。

　　如果把喉輪比喻成總經理，其向上對著董事長、營運長(頂輪、眉心輪)，向下要整合各部門運作(在喉輪以下的四個脈輪)，因此當我們從喉輪(聲)能量開始做調節，就能連帶調和主掌地(海底輪)、水(生殖輪)、火(臍輪)、風(心輪)的其他脈輪，若是以中醫的五行原理來說，嗅覺對應到鼻子，也對應到海底輪，而鼻子是肺的開竅，在清理這些脈輪的同時，也會呼應到五臟六腑能量的運作。

　　而比喻為總經理的喉輪，是聲音的波動，也是一種頻率，共同的頻率形成一種「場」、一種氛圍，這個由自己所建構出來的場域—聲音，代表了自己獨特的氣質，就是肉身在心靈界和物質界間的重要「媒介」。因此學缽的好處就是，讓銅缽的 Om 音幫我們平衡各脈輪能量，使其更加精細、澄明，更重要的是，透過缽音，讓我們與所有事物和能量源頭的 Om 音校準，自己和 Om 音合一的同時，也就是達到了天人合一的境界。

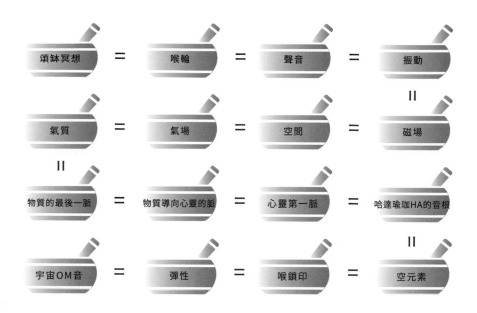

以瑜珈來說，「氣力」是指人體身上的根鎖、臍鎖和喉鎖，三個鎖印（Bandha）。這三個鎖印行氣運轉，最後都會來到喉輪，我們氣的揚升或下降，都是由喉輪來掌控，舉個例子大家就很容易理解了：一個人清醒時，和喝得爛醉時的體重，應該是一樣重才對，但我們攙扶著爛醉如泥的人，會覺得沉重無比，而扶著清醒的人卻覺得輕鬆許多。

這是什麼原故呢？

這要從意識層面上來說，因為一個意識清醒的人在被他人攙扶時，無意間也會自己出力，此時這個人的「氣」是揚升的，他的氣會帶動自身的力氣，去支撐他的體重，我們在攙扶時就不會覺得很沉重。

運行人體全身的氣(註 1)，若是能夠集中到喉輪裡的舌頭，就能透過舌頭這個重要的樞紐，轉化為逆舌身印(註 2)，就能將氣由中脈上行，到達眉心輪、頂輪，因此只要依本書所介紹，好好的運用銅缽，透過聲波的振動，就能把自身的頻率，和萬物原初能量的 Om 音做調校，使人先感受到天人合一，大腦與身體頻率的寧靜與幸福，腦內啡的美妙與神奇，就會不斷的努力，想讓自己維持在那種寧靜而喜悅的狀態中，就好比吃過的美食般，念念不忘、回味無窮。

> 註 1：運行人體全身的氣 Prana，又細分為五種：Apana 下行氣、Samana 平行氣、 Maha 上行氣、 Udana 上昇氣、Viyana 轉化氣。

> 註 2：在第三章 靜心冥想的鍛鍊章節中，介紹過"靜心判斷的標準 - 外在身印的展現"，其中提到逆舌身印，讀者可參閱該章節的介紹。

◆脈輪裡隱含的修行智慧

　　人的六根和外界互動會演化出千種心念，萬事萬物皆是頻率，其實也就是說，這些心念和情緒，其實都具有各自的頻率，因此一般凡夫俗子的情緒，就在脈輪系統裡上上下下、變幻不定，又或者當遇到外境的事物，使我們的心念產生負面頻率時，若沒有清理或調整，使其恢復平衡，便會不斷吸引負面能量進來往下沉澱，久而久之形成各式疾病。相對的，若在內心鬱卒的當下，能適時轉換頻率、將心結解開，在心開意解之後，身心能量就會恢復平衡。所以古人講的修行，換個角度來看，其實就是在調控我們三脈七輪的精微能量。

　　之前的章節裡，筆者提過脈輪的概念，在此我們更進一步的來做闡述：在這些脈輪中，第一到第六個脈輪，主要控制著各自代表的情緒，由下而上，海底輪有 4 種、生殖輪有 6 種、臍輪有 10 種、心輪有 12 種、喉輪有 16 種、眉心輪有 2 種，合計加起來為 50 種情緒，對應於古老梵語的五十個音根(見下表)，與人體的腺體、心緒的關聯性非常密切，而頂輪則是全部脈輪的總控，從頂輪中，超脫出有 1000 種以上的心緒，所以其象徵圖騰就好似千瓣蓮花。這些演變出來的心緒，卻無法以這 50 個音根中的任一音根來調控只能由宇宙原音 Om 音來總攝，換句話說，銅缽所發出的 Om 音，可將所有脈輪和心緒調整平衡，因此操作簡便的銅缽，對忙碌的現代人而言，實在是非常方便的好工具。

　　古老印度梵語裡，五十個音根是一種修行的方便法門，有些人會運用音根，調控這五十個音根所執掌的心緒，啟發自己內在靈性智慧。這些音根同時也在表述修行的不同層次，經過有意識的鍛鍊之後，讓我們往上提昇，最重要的是，這些音根象徵了俱足為人應該要有的基本頻率成份，不論是正面或負面的頻率，都是自己的一部份，全然的接納，才是完整的自己，如果過於厭惡或抗拒某項特質，心中就會形成糾結，進而產生偏執，或種種能量失衡的狀態。

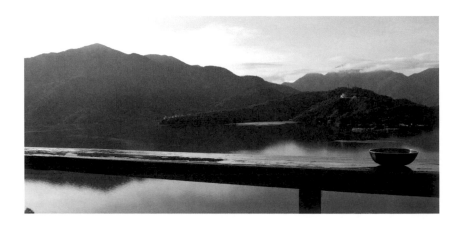

50 心緒傾向音根與六根六塵列表

脈輪	脈輪音根	六塵	六根	Vrtti 數	Vrtti	音根	Vrtti	音根
頂輪	無	X	X	1000	50x2x10=1000	無	無	無
眉心輪	Tham	法	意	2	世俗知識	Ks'a (ksa)	靈性知識	Ha
喉輪	Ham	聲	耳	16	孔雀	A	公牛	A'
					山羊	I	鹿	Ii (i')
					杜鵑	U	驢	U'
					象	R(r)	創造的音根	Rr (r')
					拙火的聲音	Lr(l)	現實	Lrr (l)
					發展世俗的知識	E	精細層面的福祉	Ae (ai)
					堅忍不拔，高貴行動	O	臣服於至上	Ao (au)
					排斥	Am' (am)	吸引、甜美	Ah (ah)
心輪	Yam	觸	皮膚(身)	12	希望	Ka	焦慮	Kha
					喚起潛能的努力	Ga	愛與執著	Cna
					自大	Una (n)	明辨	Ca
					心靈沮喪	Cha	自負	Ja
					貪婪	Jha	偽善	Ina (n')
					好爭論	T'a (ta)	懊悔	The (the)
臍輪	Ram	色	眼	10	害羞	D'a (da)	殘酷	D'ha (dha)
					忌妒	N'a (na)	遲鈍	Ta
					憂鬱	Tha	暴躁	Da
					可望獲得	Dha	盲目執著	Na
					憎恨	Pa	恐懼	Pha
生殖輪	Vam	味	舌	6	冷漠	Ba	缺乏常識	Bha
					沉迷、放縱、溺愛	Ma	缺乏自信	Ya
					絕望	Ra	粗暴	La
海底輪	Lam	香	鼻	4	心靈導向靈性的渴望	Va	心靈的渴望	Sid (s'a)
					物質的渴望	S'a (sa)	靈性的渴望	Sa

　　我們無法跳過任何一個階段而獨立存在，若是沒有循序漸進、由下往上實修，就容易受到外在事物影響，在情緒迴圈裡沉淪、不易跳脫，每一個心緒都是在幫助我們更瞭解自己。就好比是人生不同時期，因當時的際遇，某些心緒特質可能會較明顯，但隨著時間，慢慢變得成熟，眼界也更加開闊，有些耿耿於懷的事已然釋懷，再回頭看看那個青澀幼稚的自己，只是莞爾一笑。一旦對這些心緒有所認知，便能很快找到向上提昇的路徑，即使遇到關卡，也很快就能讓身心恢復平衡，唯有心緒平和、身心平衡，才是自癒力提昇之鑰。

　　無獨有偶的，在佛教裡也有雷同的觀念，《心經》中所暗藏的修行智慧，其實也是在表述，如何調伏紛雜的心緒，不隨著外在事物起舞，維持自身的中庸與平衡。雖然《心經》只有短短 260 個字，卻隱含了無窮智慧與非常精妙的道理，其中提到：「無眼耳鼻舌身意，無色聲香味觸法。」，眼耳鼻舌身意是我們的六根，色聲香味觸法，代表六根與外境的互動，常聽到人說六根不淨，這意思其實就是，因六根和外界互動，而有了種種心緒，使得我們身心有所起伏。同時《心經》裡也很明白的指出，人之所以會在業力中輪迴而無法解脫，便是受到六根的作用，以至於不斷造下各種善惡之業。

　　話又說回來，不論你是否信佛，又或者你只相信科學和證據，總的來說，其實都是殊途同歸，最終目的就是希望，找到能夠讓我們身心平衡、情緒穩定的方法，而筆者認為，唯有讓自己睡得好、沒煩惱才是真正長壽健康的修習之道。

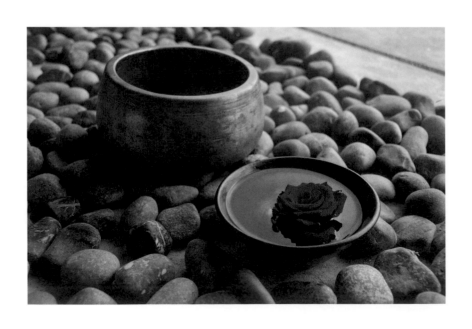

般若波羅蜜多心經

觀自在菩薩，行深般若波羅蜜多時，

照見五蘊皆空，度一切苦厄。

舍利子！

喉輪　心輪
臍輪　生殖輪　海底輪

色不異空，空不異色；

色即是空，空即是色，

受想行識，亦復如是。

心輪　眉心輪　舍利子！是　臍輪　喉輪

諸法空相，不生不滅，

喉輪　不垢不淨，不增不減。　心輪

是故，空中無色，無受想行識；

無眼耳鼻舌身意；無色聲香味觸法；

臍輪　無眼界，乃至無意識界；　眉心輪

海底輪　無無明，亦無無明盡，　生殖輪

生殖輪　乃至無老死，亦無老死盡；　海底輪

無苦集滅道；無智亦無得。

以無所得故，菩提薩埵。

依般若波羅蜜多故，

心無罣礙；無罣礙故，無有恐怖，

遠離顛倒夢想，究竟涅槃。

三世諸佛，依般若波羅蜜多故，

得阿耨多羅三藐三菩提。

故知：般若波羅蜜多是大神咒，是大明咒，

是無上咒，是無等等咒，

能除一切苦，眞實不虛。

故說般若波羅蜜多咒，

即說咒曰：

揭諦揭諦，波羅揭諦，波羅僧揭諦，菩提薩婆訶。

附註：擺脫不斷迴圈的業

在時間的序列上，過去、現在、未來，是呈現直線進行的型態，因此你所下的每一個決定，都影響了未來的你，人體的左、中、右三脈，象徵著我們的過去、現在與未來，中脈的力量就是當下，也就是行動的力量。

因此現在所面對，或未來將要面對的，乃至於過去的業力累積，都不是最重要的，唯有當下才是最真實、最重要的，如果自己當下處於正能量狀態，就會覺得看過去的事情一切都是緣分，沒什麼好計較的；若是當下處於能量低落的狀態，內心便會充滿懊悔與懺悔，使得心緒萬分糾結，但無論如何，都已經過去了，那些都是因當時的緣分、當時的能量所做出的決定。

所以若是想要擺脫不斷迴圈的原罪，就要找到對的方法，才能讓自己從較低能量(β 波)的狀態，轉往較高能量的狀態(α 波)，唯有如此才能翻轉業力，不受其牽引。換個角度來想，這就需要從源頭 α 波、θ 波、δ 波等比較高的能量狀態來著手，才能將 β 波從根本上做調整。如果只是落入語言的圈套，沒有一套練習的機制，說來說去，都只是在說過去怎樣，或是未來怎樣，但沒有聚焦在「當下」，也沒有真正地付諸行動，就是空想空談，徒增煩惱。

因此銅缽的鍛鍊，就是在做能量轉換，在實修實煉的基礎下幫助我們設停損點、重新歸零、放開過去糾結的障礙。所以當在面對情緒起伏時，要記得千萬不要貿然下決定，試著轉換心情、沉澱一下，或者去敲缽、靜心，即可在原有的習性業力上，跳脫出原本的框架，讓你做出的選擇，一次比一次正確，讓結果一次比一次超越，如此終將往更好的你前進。

◆淺談小我與大我 vs 催眠的原理

我們每個人都有很多不同面相的「我」，代表肉身的這個我是「小我」，也就是俗稱的表意識，在潛意識裡還有個「高我」，是比較深層內在的我，也可以用比較有智慧的我來理解，由於一般人的意識會被許多框架侷限，而無法高於超意識。所以另外還有一個「大我」，這是一種超越意識的存在，像是與萬物合一的無私境界，在小我個體的層面來說，心靈的願力比較小，大我則能展現出強盛的力量。這些不同的「我」，代表了我們身心靈的不同面相，也可以用道家修煉裡講的精、氣、神來理解。

各家論述中粗略簡易的對應關係表

生活中	科學	瑜珈	西方國家	道家
大我　禪定	超意識	頂輪	靈	神
高我　睡著	潛意識	眉心輪、喉輪、心輪	心	氣
小我　醒著	意　識	臍輪、生殖輪、海底輪	身	精

　　有些時候在日常生活中，會覺得就是應該要這麼做才對，這種感覺或行為，可以說是來自於潛意識的影響，坊間有些人會說這是「印記」，或是「業力種子」。之前的章節裡，筆者介紹過不同類型的腦波，潛意識在腦波來說，相當於在 α 波和 θ 波的階段，因此若是我在心靈與高我的能量連結時，許下一個「願」，那麼這個「願」的力量，就很容易能進入到潛意識裡面，在我們日常的表層意識行為上，不自覺地展現出來。

　　就好比是催眠或暗示一樣，被指示的人都會照著指令去做。所以學習身心靈相關課程時，帶領老師本身的立場是否中庸與正道，就顯得非常重要，甚至可能影響到我們日後的價值觀與行事基準。

　　除了潛意識之外，我們的行為或思緒，也會受到超意識的影響而不自知，舉個例子來說，有些人可能做過預知夢，或是對沒去過的地方、沒見過的人事物感到熟悉(Daja vu 似曾相識)，這是為什麼呢？

　　因為睡著時，有能力者腦波會轉換令我們來到超意識，此時能量會從個體小我心靈，開始集中到大我心靈。

　　比方日常生活中，有些人的特質心懷慈悲、無私與分享，這樣的人活在擁有大我心靈的狀態下，也就較容易處在潛意識 θ 波的腦波裡，用高我意識處事，能站在較高的觀點，向下看清所有事情、思緒清晰，因此其所下的「願」也就越大。當他願意張開雙手時，其能量管道會越寬廣，也就是顯化與心想事成。

　　若是處於小我心靈狀態的人，一般來說我執越重，目光較為狹隘，只關注在與自己相關的利益上，雖有短暫與大我相遇，而有預知或似曾相識的能力，但伴隨年紀越大此際遇便消失無蹤，每個人都有這個能

力,是越能持久成就越高。因此唯有在心性上下功夫,才能讓自己更加圓融、有高度、有智慧,如果能夠紮實的一步步成長,更容易感受到滿足、快樂、幸福,也就會明白到,修煉次第中第一階的重要性。

(請見第三章 靜心冥想的鍛鍊章節中,靜心與修習時的不同次第)

如果能量上去後達到了合一狀態,有時會獲得一些高我的訊息,自身能量不夠,就不容易與高我合一,而在人睡著後,要達到超意識的境界,並和能量整合在一起,才能達到修復全身的作用,也就是要有深層睡眠,才能幫助身體自癒力與腦內啡提昇,若一個人睡六小時感覺都沒有做夢,會比躺著睡覺,但作夢六個小時獲得的能量更高,因為在高我超意識狀態下,所經歷的時間序是飛快的,只要瞬間就可補足能量。

除此之外,還有一種很特殊的人,就是預言家,這種人即便是醒著的時候,能量也能夠達到與高我合一的狀態,而準確的預言家還必須非常中立、不加評判,將感受到的訊息透過意識傳達出來,不能帶有一點私人偏頗,其實是件相當不容易的事。

自古以來便有天上一天;地上一年的說法,這個觀點其實從我們的夢境中便可探知一二。也可用 XP 版電腦與 Windows10 的電腦處理速度來聯想,在夢裡頭,時間有可能過得飛快,也有可能跳來跳去,這也是為什麼我們會覺得夢境不合邏輯的原因。

甚至我們的意識也有可能在某個時空中遊歷,在我們醒來後,對某些人事物就會感到很熟悉。並且夢境中的場景常切換很快,也是因睡眠中,腦波頻率高低不斷變化的關係,要是醒著時還能停留在潛意識或超意識的腦波,那便是醒時若寐的狀態,或稱為瑜珈眠(Yoga Nidra),是一種非常高深的修為。

有時候在夢裡無法精確的掌握時間,會分不清到底過了多久,感覺做夢只有一下下,但醒來卻已經天亮了,且逐漸醒來時,原本鮮明的夢境開始變得模糊,甚至想不起來,這是因為此時我們的腦波,開始從高能量(α 波),轉往低能量(β 波)、由潛意識轉為表層意識的原因。

附註:心念決定你的力量

瑜珈是現今尚在傳承中最古老的哲學系統,三脈七輪是這個系統裡獨特的觀點,其中又以「喉輪」最為關鍵。因為喉輪象徵空間、場域、頻率,也可以說是一個人磁場、聲音、氣質具象的呈現。

　　而對於銅缽而言則是注重頻率的能量，因此缽療師本身所架構出來的場（頻率聲線），或說他所散發出的氣質，是非常重要的，在心念、氣、場、頻率足夠強大時，很容易可使個案身心安定下來，能較快速進入狀態。

　　若是新手敲缽、或缽療師本身心念不夠強大、又或者氣勢反而比個案還弱，那麼個案的負面能量就有可能會壓過缽療師，導致難以安定，容易被突然跳出的紛雜思緒所擾動，缽療師本身也有可能會受到其影響和干擾。

　　聲線頻率的運用，我們可以參考催眠的模式。簡單的來說，是將施作者的聲音、行為，將指令下到被施作者潛意識 α 波 θ 波裡的技術。因此身為專業缽療師，要格外注意環境和氛圍的營造，甚至於說話的音調、內容安排都非常重要，關係到缽療師所傳遞的訊息，是否容易讓被施作者吸收，進入其潛意識裡。

　　我們可以從一個人說話內容，是否容易被他人好好聽進去，就能分辨他的氣場、能量狀態，也能瞭解他內在是否強大與平靜。

　　銅缽是能幫助我們快速進入潛意識狀態的好工具，也能協助修正我們潛意識的想法，然後在表層意識上直接展現出來，因此一名好的缽療師，不僅能療癒他人過去的桎梏，還能贈與對方祝福。

　　因此雖然敲缽的動作看起來很簡單，但想要敲得穩定、穿透人心其實並不簡單。幫別人敲缽的時候，丹田有力就代表中脈有力，這也表示感染力越強，自然就能使低頻的人跟隨你的引導，這也可以說是催眠原理的一種運用。

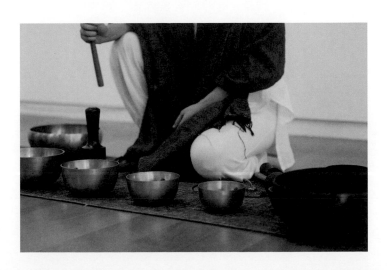

筆記

一個當下的呼吸，心跳的喜悅似狂潮般席捲而來。

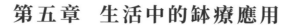

第五章　生活中的缽療應用

◎銅缽與睡眠

在這個科技快速進步、資訊爆炸的忙碌社會，每人每天都被繁重的生活壓力追著跑，除了原本就難以喘息的工作壓力外，應接不暇的訊息量，讓人思緒也跟著轉得飛快，焦慮、失眠、身心壓力、各種 3C 症候群，好似已成爲現代常見的文明病了。失眠人口與身心症的比例不但節節高升甚至受影響的年齡層也逐年在下降，爲什麼現在會有那麼多人罹患身心症？從何而來？

世界衛生組織 2018 年的數據表示，全世界睡眠障礙者多達 27%；另外「2018 中國睡眠指數」，成人失眠率達 38.2%，其中有 84% 的 90 後深受其害。而根據「TIME」報導，美國平均每 3 個成人就有 1 人有睡眠不足的困擾。而研究也指出，幾乎所有的身心症狀或精神疾病，都是先從睡眠失常這個看似平凡的問題，而開始產生了一連串的影響。

究竟要如何才能擁有好的睡眠品質呢？

這些問題已經是現代人的通病，在坊間和醫界有太多研究，也有令人眼花撩亂的處方與療程，期望能爲現代人的生活形態做出改善，儘管如此，在改善睡眠品質這方面來說，藥理治療只能治標，還是要靠自身的努力才能從根本解決。有時候就算是非常疲累、睏意連連，但躺在床上，大腦仍舊思緒紛飛，在床上輾轉難眠，或一覺醒來，還是覺得沒睡飽、根本無法消除疲勞。

因此，睡得好比什麼都重要！
睡得好比什麼都重要！
睡得好比什麼都重要！

這很重要所以說三次，平均來說每個人每天會有 1/3 左右的時間在床上度過，唯有在睡眠時，大腦才能幫助身體做深層放鬆與修復，並且我們的內分泌和臟腑機能，在白天或晚上都有各自不同的運作機制，因此唯有良好的睡眠品質，才能讓我們的身體維持順暢的運作效率，無論今天是吃了再好再貴的營養品、還是擦了頂級的保養品，對身體而言，都沒有比睡得好來的重要，無論是運動、助眠藥物都是有限的，無法讓身體獲得真正的休息，唯有良好的睡眠品質，才是身體最好的補藥。

這個道理就如前述，大部份人在日常生活裡，腦波都是處於 β 波的狀態，儘管已到了夜晚該休息的時間，卻由於精神過度亢奮無法調節，進而造成生理時鐘失調、各種內分泌和激素失衡，在這樣的惡性循環之

下，無法獲得充足的休養，但又無力改善，使得睡眠的品質日益低下。又或者在生活中總是會有一些特別需要消耗精力的時候，例如：對一件事情特別感興趣，而竭盡所能的去跟進，或是公司給一些任務，就不眠不休的想要有好成效。

這種狀況下往往過度損耗自己的身心而不自知，日積月累下來，就有可能形成較嚴重的傷害，在健康狀況良好的時候，思緒清晰就不容易做錯決定。

反之一旦做錯決定，可能就要花費三、四天，甚至是三、四年，才能補救修正回來。人人都希望一開始就能做正確的決定，將閒暇時間作為吃、喝、玩、樂，好好的享受當下，尤其對於菁英族群高知識分子及主管、公司決策者，乃至於家庭決策者，其影響的層面和後果可能更加嚴重。所以健康的身體、正確的思緒、良好的睡眠，都是美好人生的基石，缺一不可。

銅缽就是一個讓我們回到當下的訓練。

一旦回到當下，人有精神即可工作或靜心冥想，人若無精神，就該立刻入睡，唯有無法回到當下，不斷在過去與未來徘徊，導致細胞心靈產熱，便無法輕易入睡，所以目前市場上雖然有許多助眠產品，卻沒有一樣能真正有效幫助睡得好，可能有人會說，睡覺時放個輕音樂，就可以讓你進入深層的睡眠。但其實很多人就算睡著了，也沒有很好的睡眠品質，總是越睡越累。

什麼是「細胞心靈」呢？在我們白天的時候，可能會累積很多緊張緊繃的情緒，或是固定在同一個姿勢太久時，就會讓肌肉產生疲勞、不舒適，也會影響循環。這時候細胞的心靈就是緊繃的，如果我們沒有在睡前把這個緊繃的心靈釋放掉，讓細胞心靈回到當下，就會使腦袋裡累積太多想法、或是身體積累了很多記憶而堵住，這些緊繃的心靈反射到我們的睡眠或是夢裡頭。就容易多夢積累得越多，夢境就越清晰，當事人也就越覺得自己的睡眠品質受到影響。

其實人生不如意之事十常八九，每個人難免都會遭遇到一些挫折低潮，或者人生不太順遂的階段，但只要能好好睡一覺，身心的疲憊就會一掃而空，有清晰的思緒幫助自己面對困境，因為好的深層睡眠除了可幫助身體修復之外，還有助於心靈放鬆、調節與滋養，在這點上來說，和高度靜坐的效果非常相像，所以古時候有一種修行的觀念叫「醒時若寐、身睡心覺」，這其實也就在表示，睡眠、靜心打坐對我們的重要性，這也是筆者不斷強調「瑜珈眠」(Yoga Nidra)的理由。

人在睡眠時的腦波狀況，決定其睡眠品質的優劣，同樣是一小時的睡眠，如果能夠進入 δ 波熟睡層次，睡醒後都能擁有較佳的身心狀態。因此，不僅好的睡眠品質很重要，同樣的，要能好好入睡也相當重要睡前若是能幫助自己的身體放鬆下來，自然就能快速熟睡。但是每天生活實在太過繁忙，如果說你無法撥空去大自然裡走走，也無法經常鍛練瑜珈、或是規律運動的話，那麼筆者會推薦你敲缽，並執行前面章節的自我療癒手法，這是最好的睡眠訓練法。

銅缽是簡便好用的工具，只要基本的敲擊，就能透過聲波的振動，迅速把身體堵塞的地方打開，微循環和血液循環也連帶快速流通起來因為聲波具有一種物理特性，在固體的傳導會比在空氣中傳導速度快近 15 倍，因此，銅缽攸揚的缽音，很輕易就能帶領聽缽者進入 α 波及 θ 波，甚至是 δ 波的狀態，這也是聽缽者很快就會產生睏意，且快速入睡的原因。所以筆者會建議大家，如果睡前有時間的話，可以敲敲缽、幫自己做些身體療癒，就能快速放鬆、提昇睡眠品質。

過去在銅缽初階班中，有位學員因任職於貿易公司，業務繁重、勞心勞力，每天腦筋都轉個不停，在第一次敲缽後，竟然清晰感覺自己大腦停頓，發了一瞬間的呆，而驚豔不已。還有營造公司的老闆，在兩兩分組練習時，因同學敲缽，而感受到睡著的心跳，這是因為缽音的頻率共振，使腦波在 β 波與 α 波或 θ 波之間轉換而讓他們有這樣的感受在體驗到缽音快速放鬆的好處之後，學員們相關類似的回饋例子可說是不勝枚舉。

敲缽者在當下必須全神貫注的敲缽，而聽缽者在療程中意識狀態通常是放鬆的，有些人會進入一種輕度催眠的狀態，或在半夢半醒之間，聽到輕微的缽音，或遂沉入夢鄉，又或者在輾轉之間，又轉醒過來（楊琳 2010），當然聽缽者中，也會有意識始終都較清醒的人，這只是能量感受度及自我連結的程度不同而已，並沒有定論，也沒有絕對的好壞。

現代人的生活習慣已太過度依賴手機和 3C 產品，還有大量的 LED 燈散發出的藍光，都會干擾我們的思緒與睡眠品質。所影響的層面，除了在白天刺激了大量 β 波的產生，也讓我們顯得比較急躁，到了夜晚更是無法好好放鬆休息，過度刺激松果體，導致褪黑激素分泌不足，而造成失眠、睡眠品質不佳、老化加速、免疫力低下、內分泌失調等一連串的影響。其實只要經過銅缽的鍛鍊讓腦內啡養成分泌的習慣(跟練肌肉一樣)，在睡前敲敲缽，即可快速地讓腦波回復平衡，活化副焦感神經，我們身心也能獲得全然的放鬆與休息。

◎銅缽與身心健康

◆心理諮商

　　取得證照的國家級心理諮商師或溝通師，資深從業人員，難免在執業過程中，碰到瓶頸或是低潮。溝通師本身如果沒有古老哲學做後盾，長期以來也沒有進行靜心鍛鍊或是清理工具，長期累積他人負面能量、情緒垃圾，即有身心失衡的風險。

　　如果想要訓練心理素質的話，筆者鼓勵，透過古老的靜心冥想來做自我療癒，能幫助我們感悟高度智慧。

　　對一名心理諮商師而言，要怎麼去看個案及自身的問題，除了其專業素養之外，也有賴其心理素質，藉由缽音的振動，能把思維調校到一個新的頻率，跟自我原本的頻率完全不一樣，銅缽可以把我們的視野、思維都帶到「大我的平靜」(註)這樣的位置，用不同的高度、角度看事物，此時就會發現截然不同的風景，這不僅只是對心理諮商師有幫助，無論是成人、小孩或是樂齡者，每個人都需要這樣的自我提升與心境轉換。

◆身心症

　　每個人身體都會生病，身體會，心裡會，大腦也會。生病時，吃藥運動改善身體健康；心理及大腦生病時，也是一樣的處理方式。「頌缽冥想」就是心理及大腦的運動模式，建立一套 SOP 訓練大腦的神經傳導物分泌(見第四章 缽的科學)當 GABA、乙醯膽鹼、血清素分泌足量時，人會不知不覺得正向了起來。每次培訓，都會有幾位這樣的學生，無論是事業失敗、失戀、重大變故、剛生產完的孕婦、大腦退化的長輩，都是一致的處理模式。科學化的冥想是古人傳承給我們的智慧，我們可以試著相信並好好執行。

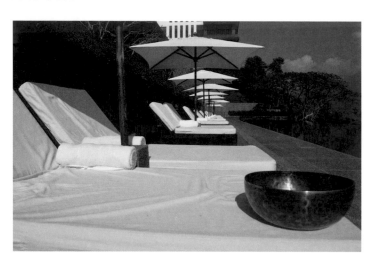

註：大我的平靜所指的意思是，無論其情緒高低起伏，或表現為何，一旦落入平靜的大海，都會隨之消彌，意即當我以平靜接收、以平靜回應，對方也會跟著溫入平靜的流動，而這份平靜，乃是透過經驗，有了深信不疑的信念。

◆情緒管理、兒少、親子相關應用

新聞媒體上，關於孩童情緒管理方面的報導，或是精神疾病、身心症相關的新聞越來越多，儘管已經長大成人，但還是持續被負面情緒困擾，不知道如何幫助自己。孩子的成長過程，正是形塑人格特質與價值觀的黃金時期，如果在孩提時期或年少時，就知道如何排解負面能量、幫助身心成長，在情緒轉彎處不被負能量擊倒，相信我們的人生會過得更加自在圓融、更加成功。

教室裡有一位學員和筆者分享，他的孩子正值青春期，在學校樂團擔任樂手，有一天回到家裡就甩門進房間，出房門後也相當不開心。基於對孩子的關心，學員就想幫他做頭缽療癒，抒解鬱悶的心情，一開始，孩子非常抗拒，但發現做完頭缽之後，心情突然變平靜許多，便進而願意跟媽媽說出心事，原來是因為學校樂團的問題讓他不開心。過去遇到這種狀況時，小孩不願意告知媽媽，回家後也是直接進房間，把門關得緊緊的，媽媽很開心他現在願意心平氣和地講出他的心事，因為通常願意心平氣和的講，就表示他心裡比較放下了，更令人意外的是，小孩子後來，甚至主動要求敲缽，或是自行操作銅缽療法，這是筆者和家長都非常樂見的發展。

還有一位學員的小孩，因為是過動兒所以天性好動、難以控制，睡覺對他而言，是件很痛苦的事，有一次在她幫先生敲缽的過程中，這位一提睡覺就要哭鬧的孩子在旁邊聽缽，竟然聽著聽著就睡著了！從此之後，爸爸也加入了學缽的行列。幾年過去了，不但全家相處的和樂融洽，孩子的個性也變得平穩許多，比較能夠控制自己。

也有位學員，在孩子尚在幼兒園時，便潛移默化的教導他使用銅缽，遇到孩子亢奮、睡不著，或是情緒有狀況時，自己便能習慣與缽共處，甚至還能夠做呼吸調息及簡易打坐，這樣的教養方式真是太有智慧了。然而以上案例，並非全都是孩子單方面產生的問題，因此最好的方法，是要鼓勵家長能和孩子一起學習、一起訓練大腦。

◆靜心冥想產業

在這世界上有三件事，可以讓我們真正獲得高度的平衡與平靜(抑或者可以說是愛、正能量的來源)：第一是睡覺，第二是靜心冥想，第三是銅缽療法。

首先睡覺對人體的重要性相信大家都有所瞭解，只要能夠好好睡上一覺，隔天早上起床我們就可以神清氣爽、精神飽滿。而正確的靜心冥想，可以讓大腦達到深度放鬆與休息，對一般人來說，只有靜心冥想，才有辦法讓大腦內的各種腦波快速得到良好的機轉，瞬間讓自己感受到愛與正能量。採用其他的方法，或許可能讓平靜的 α 波多一點，可是想要真正深入高度放鬆的腦波狀態，就只有靜心冥想這個方法。

千年來不論採取那種抒壓放鬆方式，靜心冥想一直是非常核心的關鍵。讀者們可藉由著名的社會心理學家 Daniel Goleman 的書中，了解冥想對我們的重要性。他敘述了他第一次對冥想者進行的科學實驗，參與的科學家中還有一個精神學家 Richie David – son 還有世界研究情緒的先驅者之一Paul Ekman。 他們對一位 Lama Oser（奧瑟）有超過 30 年冥想經歷的喇嘛進行了研究且對其作出了各種參數。下面就是得出的結論：

冥想的 26 個經過科學證明的超人益處	
一、驚人的鎮定與寧靜	十四、降低高血壓
二、對肢體語言的高度掌握	十五、延長注意力持續時間
三、認知情緒的能力	十六、減少孤獨感
四、超高的認知能力	十七、克服上癮和渴求
五、沒有任何吃驚反應	十八、高痛苦門檻
六、高超的談判能力	十九、創傷後壓力症
七、焦慮程度減少	二十、深度睡眠
八、比較好的心情	二十一、改善的聽覺
九、更強的免疫系統	二十二、視覺空間記憶
十、改善的決策力	二十三、慈悲心
十一、延緩神經組織退化疾病	二十四、拒絕分心
十二、更強的創造力	二十五、自動神經系統控制
十三、提高學習速度	二十六、更乾淨的皮膚

由於大部份的讀者對冥想的科學化還少有理解，故筆者將詳細內容置於本書頁未附錄，供讀者參考，期望大眾以科學化角度來看待冥想。

　　前二件事大家應該都很容易理解，但是爲什麼筆者會將銅缽療法也列入呢？因爲千年以來，修行人什麼都不帶，就只帶一個缽。原因就是由於銅缽的頻率跟地球頻率、宇宙頻率非常相近，銅缽的音波對人體穿透力很好，古時候就有運用銅缽音療，透過頻率振動，改變一個人的磁場、氣場及腦波的做法，因此銅缽使我們很容易就達到所謂天人合一的狀態，也能在極短時間內使我們入睡，或者進入深度禪定中。在實務上，筆者也看見學生以驚人的速度，在五分鐘內，清晰覺察出 3 次入睡打呼，而又快速清醒，如果不是銅缽快速改變腦波的型態，此類事件怎麼會一再發生？

　　在課程上，因腦波改變，而影響行爲改變的例子實在太多了，所以筆者認爲，銅缽對於訓練大腦這件事，實在是茲事體大。靜心冥想有很多方法和注意事項，不是只有呆呆坐在那邊一動也不動，其中還涵括了許多不同的層面，及身、心、靈三個不同的層次。

　　簡單的來說，只要活動一下筋骨，就可以達到身體層次的改變，然而運動還可細分爲精細運動及粗鈍運動的層面，依是否能刺激到微循環而定。在心裡的層次來說，則可以用呼吸法來做調整，呼吸法大略上，也可分成十幾種，如再加自發性呼吸及寶瓶氣的變化，則可以多達二三十種。

　　而靈性層次就是靜心冥想，劃分爲許多不同的次第，還有手印、身印、鎖印，可以說是千變萬化，在第三章 缽的靜心冥想鍛煉中，筆者已爲大家介紹過靜心修習次第，也與大家分享了腦波與靜心之間的關係讀者們可從前面章節瞭解到，靜心冥想是有許多可見成長方式與斷定方法。

　　好比靜心冥想修煉到一定程度時，肚子胃部便能輕易內縮形成一個如籃球般的凹陷，而在喉輪的逆舌身印裡，則可感覺到舌頭無限放大，或舌頭如觸電般的麻刺感，持續練習一陣子，臉部便能不受控制的抽搐，或保持微笑靜坐達 20～60 分鐘，頭骨也會開始出現大大小小的凹洞，於此同時，手印的生發，也會使手指在冥想狀態下，動彈不得，卻又舒適無比。

　　美國國家衛生統計中心 (NCHS) 底下有一個單位，是美國國家輔助暨整合健康中心 (NCCIH)，他們每隔 5 年會做一次問卷調查，在 2012～2017 年間，他們在針對「使用特定療法的人口趨勢」這個研究項目中發現到，無論是美國成年人或是兒童，在做瑜珈及冥想的比例，在數據上

都大幅成長，尤其成年人在 2012～2017 年間，冥想人口成長比例竟高達三倍以上！這表示有越來越多人瞭解靜心冥想的好處，同時也有許多名人是靜心冥想的愛好者(註)，在如此效應之下，靜心冥想開始火熱起來，在歐美已成為一種時尚，而銅缽最大的好處，就是能幫助我們快速轉換腦波，並達到深度放鬆。因此，筆者相信在不久的將來，靜心冥想結合銅缽，必定會成為未來的趨勢，並且這也是最棒的「大腦回春」行業。

> 註：冥想本身就是提高工作效率的事
>
> 谷歌 Google 在內部開設了「尋找自己」的課程，非常受到員工的歡迎，因此公司後來又開設了基礎課程，例如：「管理自我能量」，谷歌甚至為了讓員工可以進行「行走冥想」的活動，特地建造了一座迷宮。
>
> 蘋果的創辦人之一賈伯斯年輕時便曾到印度靈修，日後他也時常提到，禪的思想如何影響蘋果產品的設計。
>
> eBay 在公司內也設有冥想室，室內擺放有枕頭和花卉。
>
> 推特和臉書也不落人後，推特的合夥創辦人之一伊凡‧威廉斯(Evan Williams)在他的新創公司 Obvious Corporation 內，會固定進行冥想活動。
>
> 這股正念熱潮不僅限於矽谷，許多知名企業家也都加入了這股熱潮。例如：梅鐸曾在自己的推特上寫說喜歡冥思靜坐；基金管理公司 PIMCO 的創辦人比爾‧葛羅斯(Bill Gross)以及最大避險基金公司 Bridgewater Associates 的創辦人瑞‧達里歐(Ray Dalio)，也都有冥想的習慣。
>
> 〈文章擷取自 經濟學人 天下 Web only 2013-11-18〉

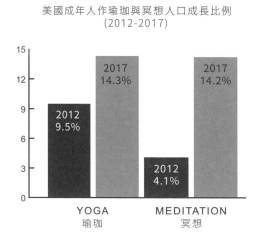

美國成年人作瑜珈與冥想人口成長比例
(2012-2017)

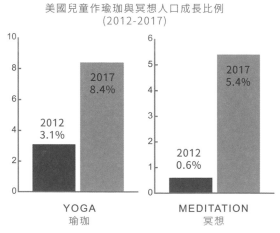

美國兒童作瑜珈與冥想人口成長比例
(2012-2017)

〈圖表擷取健康雜誌及網路相關文章〉

◎銅缽與 SPA 回春美容

　　愛美是人的天性，人人都想長保青春美麗。只要氣血活絡，人看起來自然氣色就會比較好，外表也會顯得年輕漂亮，由於銅缽的特點是，能帶動血液循環及體內微循環，可以讓人快速放鬆，如果我們微循環越好的話，皮膚、指甲末稍的觸感就越細緻，而越放鬆的話，微循環的作用越好，這兩者之間可以說是相互連動的。所以銅缽這個特性，在生活上的應用，就很適合跟香氛產業美容產業或是 SPA 業者做結合。

　　人是利用各種感官、覺知來探索這世界，我們處於一個資訊爆炸的時代，身心隨時都被各種感官資訊所刺激，而太過紛雜。唯有在放鬆、靜下心來的時候，感官才會變得敏銳。

　　在做 SPA 的過程中，綜合運用按摩手法、香氛、音樂等各種元素，刺激視覺、聽覺、嗅覺、觸覺這些不同感官，以達到感官集中之目的(修煉次地第五階)，同時讓我們進入深度放鬆的狀態，享受那份放鬆和愉悅的感受。如果把銅缽和精油、SPA 美容來做結合，不但可以帶給顧客耳目一新的感受，在這樣的服務之下，顧客也比較容易達到全方位的抒壓放鬆。

　　目前在台灣，這樣的運用方式逐漸熱門起來。進入 SPA 館的顧客想獲得，一種感官與肌肉的深度放鬆。在這之前，若是能先將心情放鬆下來，我們的呼吸和肌肉便能跟著放鬆。在 SPA 療程中，結合銅缽療法做運用的話，一開始就能讓顧客感受到五感的平靜，很快就能進入醒時若寐般的靜心狀態，在這種時候，被按摩的人會領略到另一種喜樂、可以全然敞開享受。

　　依筆者培訓 SPA 業者的經驗來看，具有身體按摩經驗的人，相較於一般大眾，更能快速掌握銅缽特色及手法，故銅缽結合美容相關產業，對消費者來說，是非常完美的感官體驗，具有相當的開發潛能。

◆本章練習：臉部拉提

　　由於銅缽的缽音振動具有活絡氣血循環的特點，因此當缽靠近臉部時，聲波的刺激會讓臉部有拉提的感覺、也會使臉部微循環變好，看起來皮膚就會顯得格外緊實，筆者在此和大家分享一個生活小練習，教大家運用銅缽做臉部拉提術，讀者們可先試試看只做一邊臉，接著比較一下二邊臉的差異，通常只做一邊臉時，整體看來會有臉部歪掉的喜感。

　　事實上，每個人臉部多少都會有些不對稱，或是高低邊，大家可以嘗試一下，用這個臉部拉提的小練習來做微調，看看效果如何哦！

　　話說回來，臉部提拉的效果也是跟當下的心情有關，當正能量很高時，臉部角度便很容易能揚升起來，想要讓自己視覺年紀顯得更年輕的話，常保情緒輕鬆愉快是最好的方法。換句話說，情緒與缽療的效果，彼此間相輔相成。使用銅缽時，腦波很容易經常處在 α 波，也就是愉悅波、揚升波，這種腦波會使人感到輕鬆，缽音的振動也會使血液循環活絡起來，為什麼好心情能夠使人看起來年輕？就是這個道理。

臉部拉提做法：
1. 先做 3 個深呼吸調息，讓身心放鬆。
2. 敲缽後將缽放在臉上，感受各部位的振動，先敲單邊的眼、耳、面頰、頸。
3. 每次敲擊等振動結束後再敲，可換不同部位，或是在想加強的部位多敲幾次。
4. 結束後先做 5 個深呼吸，再照鏡子比較，看看二邊臉在敲缽前後，肌膚緊實度及氣色的差異。
5. 再依上述手法敲另一側臉，完成全臉拉提。

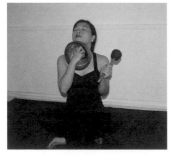
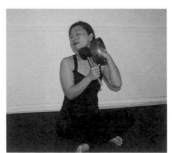
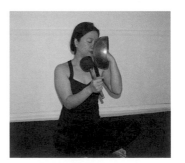
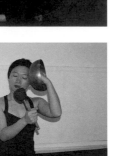
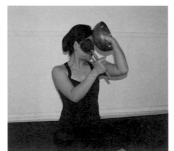
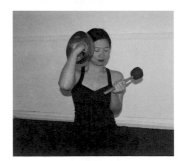

◎ 瑜珈產業

銅缽跟瑜珈的關聯性非常密切,自古缽便是瑜珈士的隨身之物,是個鍛鍊的方法,大部份的人都知道銅缽和瑜珈各別的益處,但是對於如何在瑜珈的練習中將銅缽結合,其實是一知半解。因此筆者在下面列出一些結合運用的方向,給各位讀者做參考。

◆ 強化鍛鍊

銅缽可以幫助穩定情緒、提高心理素質,也能活絡氣血循環,相對來說也就提昇了身體素質,因此無論是對成人、小孩、老人,甚至是競賽型的瑜珈或運動選手,都能藉由銅缽的疏通,來協助穩定身心素質、提昇筋膜表現。

◆ 瑜珈一對一理療

一對一療癒是讓人感受最為深刻的運用方式。一名好的私教,要能因應個案或學員的不同狀況及需求做變化,所以一對一理療,可以說是考驗著平日鍛鍊的基本功是否紮實,除了身體層面筋膜體式訓練,使之轉化至大腦的筋膜感受,來到瑜珈三冥地之境,或是運用銅缽將堵塞的肌肉、關節、筋膜調節,以便有更好的彈性......等,都是可以加入的元素。

如果有學員對銅缽有興趣,缽療師可以就身體層、心靈層與靈性層等不同層次作結合,來做療癒,因為任一層次的問題,都會彼此相互牽連影響,並非從單一方向就能改善。一對一的療癒,是針對個人的需求做調整,效果通常很即時,當個案獲得成效,自然而然走向更深入的修習。

◆ 深度溝通

銅缽除了讓人放鬆身心之外,也能幫助我們釐清深層的思緒,如果學員有什麼心理上的困擾,可以使用銅缽引導,讓他慢慢將自己的問題說出來,相信只要能夠說出來,問題就開始鬆動,慢慢地轉變、整理且化解。筆者也相信,每個瑜珈老師都是非常好的諮詢師,因為瑜珈鍛鍊最主要的用意就是一直清理自身的身心靈和意識狀態,所以對於有長期瑜珈底蘊的人來說,要能引導另外一個人跳脫盲點、找到他自己,並非難事。

◆大課運用

　　坊間的瑜珈課程有許多流派，依帶領老師的喜好和學經歷，加入了獨特的元素做搭配，在一般的瑜珈練習課程中，若是可以現場加入銅缽樂器，做為靜心、體位法、大休息的輔助，對於學員身心的放鬆不但很有幫助，也能讓學員體會到不同次地的瑜珈感受，開始將運動型瑜珈課導入真正的瑜伽。

◆銅缽培訓工作坊

　　現代人生活繁忙、情緒緊繃、且時間有限，如何找到有效率的抒壓放鬆、穩定情緒及好入睡的 SOP，可以說是不分年紀、不分男女老少，人人都非常需要及渴望的。這時候如果有正確的觀念、完整的指導，系統化的學習，就能讓更多人能瞭解銅缽療法的好處，學會如何在生活中做運用，幫助人們能夠自利利他。建議讓上課的學員都能人手一缽，如此一來，學員們對銅缽的好將更能感同身受。

◆缽音瑜珈

　　銅缽和瑜珈本是一體兩面，但在教學時，卻不知如何著手將銅缽與瑜珈結合，有鑑於此，筆者規劃出了缽音瑜珈的課程。缽原本是古老瑜珈士所使用的工具，在課程中將體驗到，古老的瑜珈士透過操作銅缽，及瑜珈所延伸出來的身體反應 - 身印、手指的反應 - 手印，脈輪上的反應 - 全身抖動卻又無比舒暢的拙火等等，又或者在使用銅缽冥想後，身心所出現的種種變化：比如說，透過呼吸法，產生出高質量的呼吸，漸次到呈現非常微弱的呼吸，甚至是不呼吸的狀態。這些都必需在專門的課堂，或是由專業的老師指導才能領悟。

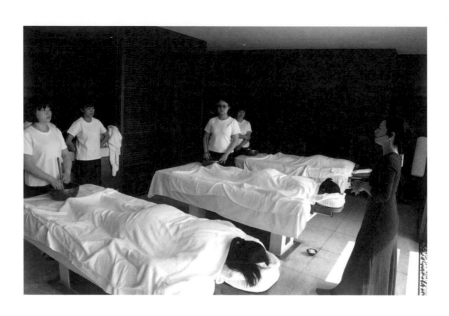

缽音瑜珈這堂課，不單只是瑜珈體位法與銅缽，更重要的是，了解並實踐過去瑜珈士拿著銅缽，在修行路上一步一步成長，最後了悟人生，卻又回過頭來，指導、引領我們正確落實在生活中的慈悲。

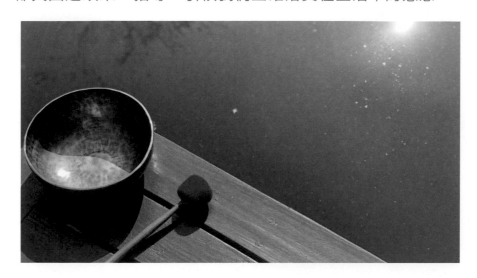

◎自我保養與雙人保養

◆自我保養

　　教學十多年來，常聽學生說沒時間運動、沒時間冥想，為了解決這個問題，所以設計了能快速達到效果的自我療癒章節。多年的實踐效果，也讓我們堅信此法的正確性。例如：有位學生是公司的高級主管，每天直接處理上億元的案件，是位非常聰明的學生學習銅缽療癒畢業後，回家持續每日執行 10～15 分鐘，在剛開始的 7 天，每天是瘋狂嗜睡的狀態，而讓她困擾不已，經我說明，這乃是中醫醫論中，最好的修補狀態，是中醫系統裡的頂尖療法才得已釋懷，並經我承諾，最多再一周就會結束，果不其然，一周後回復正常，身體質量也提昇不少，另外還有心裡狀況不佳的同學，反應也很正向，這正是因為銅缽療法乃是與古老經典的靜心練習，一脈相承，千年的智慧，值得我們好好運用，執行體會。

◆雙人保養

　　聲音透過人體傳導，人體沒有彈性，聲波就傳不遠，要傳的遠，就一定要疏通，而人之所以有病徵，都是因阻塞沒有疏通，所以傳不遠。透過缽音在人身上的速度比在空氣中，快 5～15 倍(想像機車騎 25km/hr 跟 125km/hr 的差異)，對於打通氣血循環、經絡筋膜，有非常快速的物理原理，所以夫妻家人互相理療，只要 3 分鐘，既不費力也不花時間，除了幫忙彼此保養健康，還容易打開心房，增進情感。

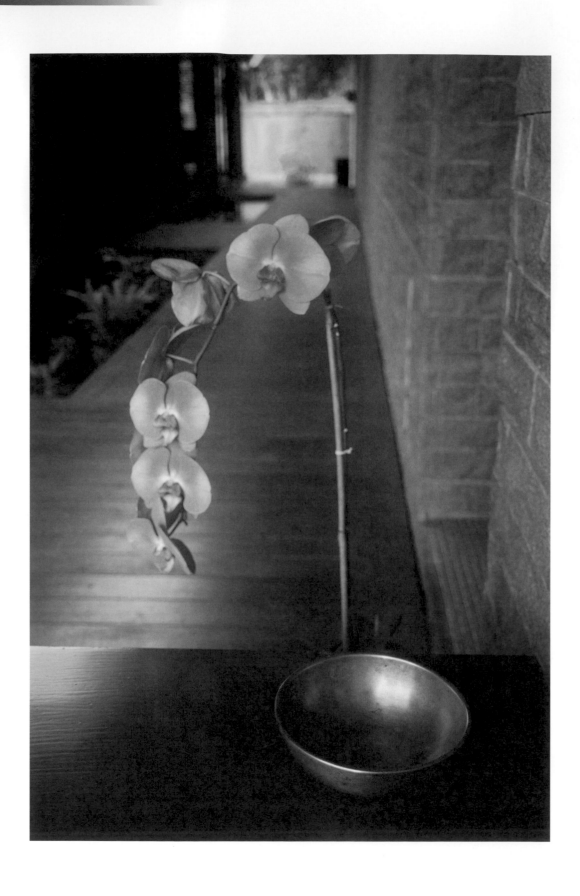

筆記

可以一切先暫停在這一刻嗎 ♡

第六章　缽療的經絡運用

◎經絡 vs 微循環

　　每個人多少有些大大小小的疼痛，有些是生活習慣、運動傷害造成有些則是病痛的前兆！但不論原因為何，身體的疼痛著實令我們感到困擾，但到底該如何才能有效改善？近來，國內有醫學專家提出新觀點：只要改善「微循環」，即有助於提升「自癒力」！專家們認為，包含癌症、腦血管疾病、心臟疾病、糖尿病、失智症之間都隱藏著一個共通點：這些疾病的形成，都與微血管床上的「微循環障礙」，有著密切關連。因此只要能夠改善「微循環」，優化身體含氧量和新陳代謝，自然就有助於提升人體「自癒力」！

　　後來隨著宇宙能量逐漸增強，許多星體與生命體隨之生成，產生各種不同在第四章缽的醫學裡我們曾簡介過「微循環」，並運用實驗和儀器得知，當血球細胞活化，其運送氧氣的能力就會提昇，也就帶動了人體氣血循環。如果把動脈比喻成馬路底下的大自來水管；微血管就像家裡水龍頭的小水管。成千上萬的人為了健康、體態、防病、抗老，每天花費很多時間來養生保健、鍛鍊心臟和肌肉，也花費大量金錢，購買保健食品來「顧血管」(大水管)，卻忽略細胞最細微，卻又最關鍵的生命線－「微血管床」(小水管)，就是人體內由許多微血管交織構成的網絡，它們緻密地穿梭於組織內，將血液中的氧氣、養份、內分泌，輸送給全身內臟器官的每一顆細胞，並帶走細胞的代謝廢物，維持生理機能的運作，所以「微循環」對我們而言，是維持健康最基本，也是最重要的概念。

　　筆除了有形的血球、血管和「微循環」要暢通之外，人體還有一種比較特別的系統－經絡系統，而經絡系統在近代的書籍已經向世人展現，同一條經絡是由同一頻率所構成，所以要清潔微血管床，最快速的路徑便是在此經絡上，給予完整的振動，是以頻率清潔微血管障礙，所以經絡暢通可以說是我們維持健康的根本要件之一，當經絡舒暢了，也就代表體內新陳代謝提昇、臟腑機能運作順暢。依據之前的實驗可以發現，藉由銅缽的振動，可以幫助提高血液中的含氧量，增加微循環的效率，也協助疏理、調理我們深層的經絡，同時血液中的含氧量也增加，就能擁有更好的睡眠品質。若是還能搭配銅缽的靜心，可以協助釋放身體及心靈的壓力，安撫自律神經，對改善現代人生活繁忙、過於緊繃的文明症候群很有助益。

　　並且在施作銅缽時，身體會進入比較深層的放鬆狀態，此時只要輕輕地放在身上施作即可，不會有過度按壓的傷害產生，亦無侵入式調理

的疑慮。人人皆可在家自行做日常調理。因此在接下來的章節裡，筆者會為大家介紹，缽療的經絡調理手法與相關概念。

◎經絡與陰陽五行

在中醫的學術思想裡，陰陽五行理論是一個很重要的概念，可以說是宇宙生命能量運行的基本原則。中醫裡認為，世界上所構成物質的基礎，是在陰陽兩氣作用推動下而孳生，主要以木、火、土、金、水，這五種物質元素做運作，這些基本元素的特性，依照自然界的各種事物和現象做歸類，也是人們在日常生活中不可缺少的五種元素，它們彼此相生、相剋，不斷運作與變化，古人將此一概念運用在醫療上，成為中醫理論裡很重要的一部份。瑜珈三脈七輪的觀念裡則是認為，脈輪分別掌管了地、水、火、風、空的元素，瑜珈的阿育吠陀又為中醫的源頭，由此得知中醫理論與瑜珈，是有深厚的淵源。

陰陽兩氣代表事物之間，相互對立卻又彼此互動，是相對的概念，因為所謂的陰陽，其屬性並不是絕對的，而是相對的，在一定的條件下，陰陽特質有可能會轉化，例：晝為陽，夜為陰；而上午為陽中之陽，下午為陽中之陰；人體上半身為陽，下半身為陰；前面為陰，背面為陽；而頭為陽中之陽，陰部則為陰中之陰。由此可見，宇宙間任一事物中，都包含有陰陽的存在，人和事物之間都是一體兩面。銅缽為陰，敲棒為陽，瑜珈有發力的陽，也有放鬆的陰，經絡也有陰陽，後背膀胱經為陽，前側腎經為陰，負責調理水分及驚恐的情緒，所以萬物皆有陰陽，乃至於情感動作中皆有陰陽。

而人體經絡循行的形態，充分反應了我們生命能量的運作狀態，經絡本身也有陰陽及五行屬性，相對於一日十二時辰 24 小時，都有不同的經絡在掌管，協助調理我們的臟腑能量，也體現出天地人三者間的互動，若能瞭解經絡循行的原理及路線，配合時辰做適合的銅缽調理，或做經絡保健臟腑之鍛鍊法，將有助於日常養生保健。

例如：午時 11：00～13：00 為心經的時辰，其路徑為手臂內側，若能在此時，使用銅缽於本部位的心臟，或其路徑，必對心臟有末大的好處，此路徑為中醫千年的實踐，非坊間自創路徑可比擬，望讀者可以依此原理善加運用。

附註：最天然的經絡養生法 - 子午流注

中醫裡所講的「子午流注」是指每一個經絡都掌管了一個時辰，子時為肝膽排毒之時，午時為心臟休憩之際，在該時辰其所對應之經絡的血

氣會特別興盛，而該經絡所掌管的臟腑也就相對上比較活躍，若是有較弱的臟腑或經絡，就容易在那段時間不舒服，因此若能依據子午流注的規律，在適當的時間對該經絡給予適當的治療、按摩或是做些有益該經絡的養護及運動，並搭配適當的飲食，會對身體有很大的益處，所以子午流注不但是經絡運作的秩序，亦可說是古人養生的智慧。

子午流注
十二經絡氣血循行時間表

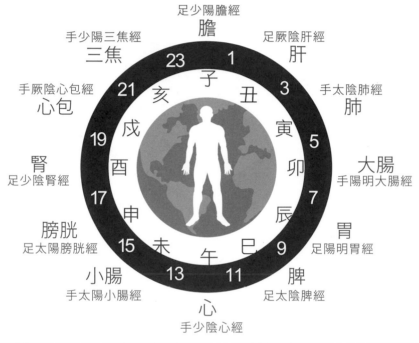

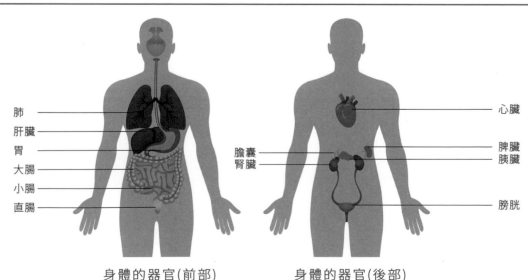

身體的器官(前部)　　　　身體的器官(後部)

◎十二經絡缽療操作手法

在下面的章節中,筆者就各條經絡的缽療操作手法分別做解說,在此建議大家先熟記下面的缽療 SOP,在本書所介紹的各種缽療手法,操作時都可以此做為基礎,或是延伸變化,以協助我們進行銅缽療癒的流程更加順暢。

◆缽療 SOP

1. 請個案先拿下身上的飾品、手錶、眼鏡等物品。
2. 請個案先將姿勢調整正確,再做 3 個深呼吸。
3. 先告知個案,請他在缽療過程靜下心來、專注感受缽音震動幅度,和擴及範圍,如想休息亦可休息。
4. 缽療師施作時,應隨時注意個案的呼吸變化(自主性的打哈欠、深呼吸、嘆氣等,或是觀察是否有特殊狀況)。
5. 請個案放大其覺知,體驗療程中的任何感覺(如果想流淚,或想微笑、想睡覺都是正常的)。
6. 療程結束時告知個案:休息 3〜5 分鐘待會兒再叫你起來,讓個案有心理準備,可以放鬆休息。
7. 請個案起身前先做 3 個深呼吸,再緩緩起身。

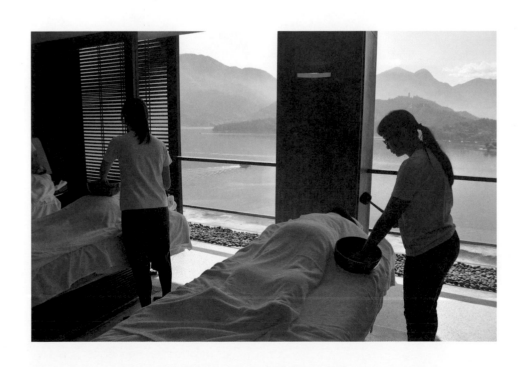

▲肺經

　　肺經運行的時間在凌晨三至五點，此時經脈氣血循行流注至肺(廣泛的來說鼻子、氣管、喉嚨都歸在肺)。而肺與大腸互爲表裡關係，他們關係密切地互相影響。若是肺不好，大腸機能就不好。肺部功能不好的人外顯症狀會有呼吸困難、難以入睡、易咳嗽。平常易喉嚨痛、支氣管炎、脹氣、排便不順、咳嗽、氣喘、聲音沙啞等，這些症狀多與手太陰肺經有直接關係。

肺經			
機能	人體氣體交換、代謝與呼吸		
影響範圍	上呼吸道、支氣管、肺、皮膚		
情緒表現	正常/平和　陽實/煩躁 陰虛/憂傷		
五味	辛	功能	滋氣
五體	皮膚	五官	鼻
五聲	哭	五液	涕
五神	魄	五志	悲
五色	白	五行	金
生發	收	五氣	躁
季節	秋	方位	西

中府
尺澤
少商

肺經循行路線及銅缽敲法

躺姿

1. 從腋窩上旁處的中府穴敲 3 下。
2. 走手臂內側至手肘中心尺澤穴敲 3 下。
3. 再走到大拇指少商穴敲 3 下(敲整個手掌)。
4. 滑缽回到起始點。
5. 以上 1～4 步驟執行 3 回，再換邊操作 3 回。
6. 將缽放於本部位左肺敲 8 下。
7. 將缽放於本部位右肺敲 8 下。

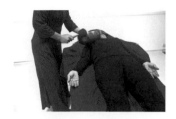

1.從腋窩上旁處的中府穴敲 3 下

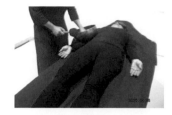

2.走手臂內側至手肘中心尺澤穴敲 3 下

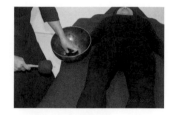

3.再走到大拇指少商穴敲 3 下(整個手掌)

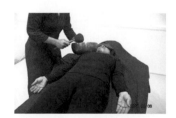

4.滑缽回起始點
5.以上 1～4 步驟執行 3 回，換邊操作 3 回

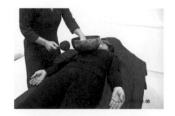

6.將缽放於本部位左肺敲 8 下
7.將撥放於本部位右肺敲 8 下

▲大腸經

大腸經運行的時間為上午五至七點，此時經脈氣血循行流注至大腸。大腸與肺互為表裡關係，他們是關係密切地互相影響著。大腸不好，就連帶影響肺的機能。有些人早上起床會拉肚子，這是大腸能量太弱無法提升，所導致的腹瀉，易流失水份，口乾舌燥，造成白天疲勞。有的人則是平常容易便秘，而導致大腸燥熱，就容易引起咳嗽、過敏，這種狀況最好平時飲食清淡，多攝取蔬菜，水果、隨時補充水分，並按摩腹部，都有助於大腸運作順暢。

大腸經			
機能	消化、排泄		
影響範圍	齒、鼻、咽喉、皮膚、大腸		
情緒表現	正常/自在　陽實/暴躁　陰虛/晦暗		
五味	辛	功能	滋氣
五體	皮膚	五官	鼻
五聲	哭	五液	涕
五神	魄	五志	悲
五色	白	五行	金
生發	收	五氣	躁
季節	秋	方位	西

迎香

曲池

商陽

大腸經循行路線及銅缽敲法

趴姿－頭側向要敲的那一邊

1. 手背食指商陽穴敲 3 下(敲整個手背)。
2. 滑至手肘中間的曲池穴敲 3 下。
3. 沿手臂上滑缽至背部(靠近肩膀)，再至鼻翼迎香穴敲 3 下。
4. 滑缽回到起始點。
5. 以上 1～4 步驟執行 3 回，換邊再執行 3 回。
6. 將缽放於本部位大腸處，以逆時鐘方向敲擊 4 個方位各 8 下
   (右起左洩)。

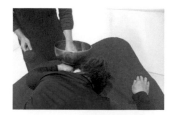

1.採趴姿頭側像要敲的
那邊，手臂食指商陽
穴敲 3 下(敲整個手指)

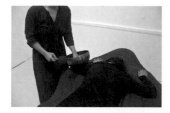

2.滑至手肘中間的曲池
穴敲 3 下

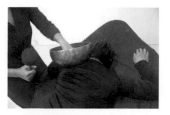

3.沿手臂滑缽至背部
(靠近肩膀)

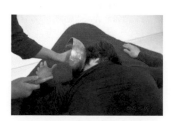

4.再至鼻翼迎香穴敲 3
下

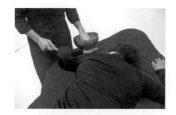

5.滑缽回起始點
6.以上步驟 1~4 執行 3
   回，換邊再執行 3 回

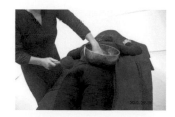

7.將缽放于本部位大腸
處，以逆時鐘方向敲
擊四個方位各 8 下
(右起左泄)

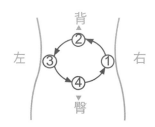

▲胃經

胃經運行的時間為上午七至九點，此時經脈氣血循行流注至胃經。胃與脾互為表裡關係，彼此關係密切地互相影響著。胃不好，連帶會影響到脾的機能。胃執掌消化及熱量，負責提供我們一整天所需的體力所以有人說「早餐要吃得像國王」，因為經過一整夜的睡眠，身體非常需要營養補充。胃消化功能良好，才能充足吸收養分，滋養五臟六腑、增強體力。現代人常暴飲暴食，或喝太多的冷飲，就易造成消化不良、胃積滯、喉嚨痛、心悸、胸悶、失眠、口臭、食慾不振、脹氣等症狀。

胃經			
機能	精神、消化功能		
影響範圍	神經與精神		
情緒表現	正常/樂觀　陽實/性急 陰虛/多思慮		
五味	甘	功能	滋肉
五體	肌肉	五官	口
五聲	歌	五液	延
五神	意	五志	憂思
五色	黃	五行	土
生發	化	五氣	濕
季節	長夏	方位	中

承泣
乳中
厲兌

胃經循行路線及銅缽敲法

躺姿－腳併攏

1. 眼下承泣穴敲 3 下。
2. 往下沿鎖骨，往旁開盡頭而下，至乳中敲 3 下。
3. 略往中央脊椎旁，下至鼠蹊，往旁髂骨敲 3 下。
4. 行大腿前側，膝蓋正上方敲 3 下。
5. 往小腿前側，至厲兌敲 3 下(腳的食指)。
6. 滑缽回到起始點。
7. 以上 1～6 步驟執行 3 回，換邊再執行 3 回。
8. 放於本部位胃部敲 8 下。

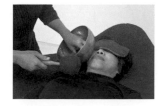

1.躺姿腳併攏，眼下承
  泣穴敲 3 下

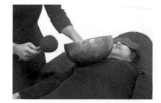

2.往下沿鎖骨，往旁開
  盡頭而下，至乳中敲
  3 下

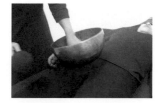

3.略往中央脊椎旁，下
  至鼠蹊，往旁髂骨敲
  3 下

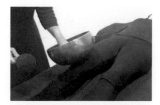

4.行大腿前側，膝蓋正
  上方敲 3 下

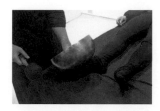

5.往小腿前側，至厲兌
  敲 3 下(腳的食指)

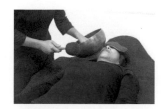

6.滑缽回到起始點
7.以上 1~6 步驟執行 3
  回，換邊再執行 3 回

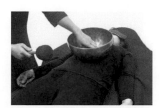

8.放於本部位胃部敲 8
  下

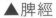

▲脾經

　　脾經運行時間爲上午九至十一點，此時經脈氣血循行流注至脾經。脾與胃互爲表裡關係，他們關係密切地互相影響。脾不好，也連帶影響胃的機能不好。脾主消化運送，需靠胃的高熱量來協助化解濕氣。胃如果太寒就容易傷脾、影響消化，進而影響青少年的發育，所以成長中的兒童不宜太常吃冰。而脾屬土，想養脾可以多吃黃色食物、五穀雜糧。且忌吃生冷及麻辣的食物，以免造成脾胃的過度負擔。

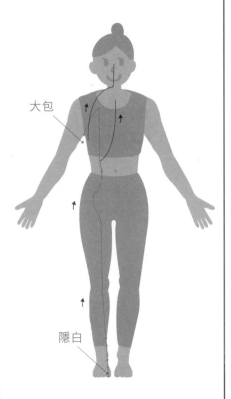

脾經			
機能	消化、營養吸收、造血		
影響範圍	腸胃、血液、末梢循環		
情緒表現	正常/有愛心 陽實/厭煩 陰虛/多心事		
五味	甘	功能	滋肉
五體	肌肉	五官	口
五聲	歌	五液	延
五神	意	五志	憂思
五色	黃	五行	土
生發	化	五氣	濕
季節	長夏	方位	中

大包

隱白

脾經巡行路線及銅缽敲法

躺姿 - 腳開外翻

1. 腳大拇指隱白穴敲 3 下。
2. 腳跟腳踝敲 3 下。
3. 膝蓋內側敲 3 下。
4. 恥骨旁鼠蹊處敲 3 下。
5. 走到胸部乳頭外側，與腋下同高，再進入腋下內側大包敲 3 下
6. 滑缽回到起始點。
7. 重複 1～5 步驟 3 回，再換邊執行 3 回。
8. 將缽放在本部位脾處敲 8 下。

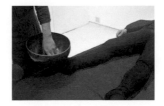

1.躺姿腳開外翻，腳大
拇指隱白穴敲 3 下

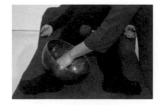

2.腳跟腳踝敲 3 下

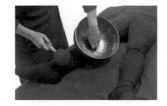

3.膝蓋內側敲 3 下

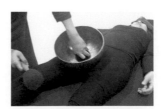

4.恥骨旁鼠蹊處敲 3 下

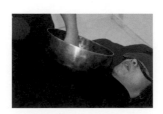

5.走到胸部乳頭外側與
腋下同高，再進入腋
下內側大包敲 3 下

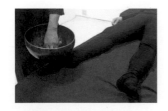

6.滑缽回到起始點
7.重複 1～6 執行 3 回，
換邊再執行 3 回

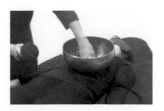

8.放於本部位脾處敲 8
下

▲心經

心經運行的時間為午時十一至下午一點，此時的氣血流注心臟，會讓心跳加快。心與小腸互為表裡，他們關係密切地互相影響著。心臟不好，也就連帶影響小腸機能不好。心臟是人體動力的馬達，午時正好地球受太陽直射影響，此時人體能量會達到最強，而心的熱量由脾胃經所提供，所以中午要吃飽，氣血熱量以及營養足夠了，心臟才會健康。此時辰可以保持心情放鬆，稍微閉目養神小憩一下。

心經			
機能	情緒、精神、循環及大腦		
影響範圍	精神狀態不佳、經脈循行部位病變		
情緒表現	正常/快樂 陽實/好大喜功 陰虛/空虛		
五味	苦	功能	滋血
五體	血脈	五官	舌
五聲	笑	五液	汗
五神	神	五志	喜驚
五色	赤	五行	火
生發	長	五氣	熱
季節	夏	方位	南

極泉
少海
少衝

心經循行路線及銅鉢敲法

躺姿 - 手往上放

1. 腋下極泉穴敲 3 下。
2. 走手臂中央，少海穴敲 3 下。
3. 走到小拇指，少衝敲 3 下。
4. 滑鉢回到起始點。
5. 重複 1～4 步驟執行 3 回，再換邊執行 3 回。
6. 放在本部位心臟處敲 8 下。

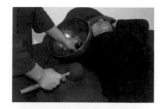
1.躺姿手往上放，腋下
　極泉穴敲 3 下

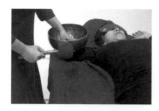
2.走手臂內側至手肘中
　心少海敲 3 下

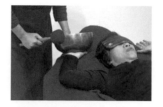
3.走到小拇指敲 3 下

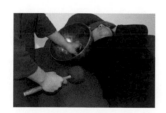
4.滑鉢回起始點
5.以上步驟 1～4 執行
　3 回，換邊再執行
　3 回

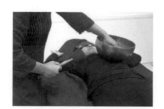
6.放於本部位心臟處敲
　8 下

▲小腸經

　　小腸經運行的時間為下午一至三點。小腸與心互為表裡，他們關係密切地互相影響。小腸不好，連帶影響到心的機能不好。喉嚨腫痛、扁桃腺炎、腮腺炎、五十肩及肩膀酸痛等，都可歸類在小腸經的問題。中醫裡認為小腸連接胃，胃部的水分和食物進入小腸，而水份由此流入膀胱，食物殘渣則進入大腸，必要養分由脾所吸收，所以小腸經在消化機能中佔有相當重要的地位。

小腸經			
機能	消化吸收		
影響範圍	消化、喉嚨		
情緒表現	正常/熱情 陽實/冷漠 敏感 陰虛/神經質		
五味	苦	功能	滋血
五體	血脈	五官	舌
五聲	笑	五液	汗
五神	神	五志	喜驚
五色	赤	五行	火
生發	長	五氣	熱
季節	夏	方位	南

聽宮

小海

少澤

小腸經循行路線及銅缽敲法

趴姿 - 頭側要敲的那一邊

1. 腋下極泉穴敲 3 下。
2. 走手臂中央，少海穴敲 3 下。
3. 走到小拇指，少衝敲 3 下。
4. 滑缽回到起始點。
5. 重複 1～4 步驟執行 3 回，再換邊執行 3 回。
6. 放在本部位心臟處敲 8 下。
7. 將缽放在本部位小腸的位置 4 處，以逆時針各敲 8 下，
   或於小腸中央磨缽 36 圈。

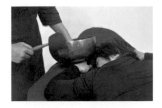

1.從小拇指少澤穴出發敲 3 下(敲整個手掌)

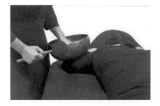

2.走手臂中小海穴敲 3 下

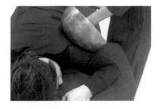

3.走後背腋窩處敲 3 下

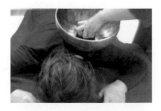

4.走 U 型在肩處三點各敲 3 下

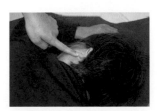

5.臉側一邊到聽宮，用耳垂蓋著耳朵敲使耳鼓震敲 3 下

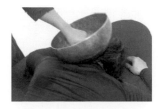

6.滑缽回到起始點，以上 1～5 步驟執行 3 回，換邊再執行 3 回

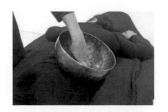

7.將缽放在小腸位置 4 處，以逆時針各敲 8 下或於小腸中央磨缽 36 下

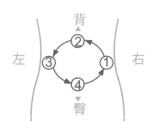

▲膀胱經

　　膀胱經運行的時間為下午三至五點。膀胱與腎互為表裡關係，他們關係密切地互相影響著。膀胱不好，就會連帶影響到腎的機能。膀胱經在脊椎兩側各有二條，靠近脊椎內側穴道，其他臟腑的經絡，在膀胱經上都有對應的俞穴。俞穴即輸送之意，內臟的問題，會反射到背部膀胱經俞穴上引發疼痛，此時若是從俞穴直接做調理，能量可反射到內臟，達到調理深層臟腑能量之效果。所以膀胱經就像人體的大排水溝，只有大排水溝通暢，身體上的其他大小水溝才能通暢，如不能通暢，就可能在身體各處開始產生瘀積，進而引發一些相關症狀。

膀 胱 經			
機能	排泄功能、各種分泌液		
影響範圍	膀胱、泌尿系統、頭、五臟六腑		
情緒表現	正常/親切　陽實/起伏不定　陰虛/喜怒無常		
五味	鹹	功能	滋骨
五體	骨髓	五官	耳
五聲	呻	五液	唾
五神	志	五志	驚恐
五色	黑	五行	水
生發	藏	五氣	寒
季節	冬	方位	北

睛明
天柱
委中
至陰

膀胱經循行路線及銅鉢敲法

趴姿 - 臉側向要敲的那一邊

1. 睛明穴敲 3 下，後腦敲 3 下，天柱敲 3 下(枕骨中間)。
2. 沿脊椎旁滑鉢到肛門敲 3 下。
3. 再到坐骨敲 3 下。
4. 委中穴敲 3 下。
5. 至小腳趾，至陰穴敲 3 下(直接敲整個腳掌)。
6. 滑鉢回到起始點。
7. 重複 1～6 步驟 3 回，再換邊執行 3 回。
8. 放在本部位左右腎各敲 8 下(腎經與膀胱經爲表裡關係)。

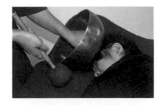

1.趴姿臉側向要敲的那一邊，睛明穴敲 3 下(眼頭)

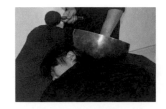

1.後腦敲 3 下

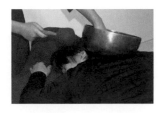

1.天柱敲 3 下(枕骨中間)

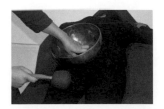

2.沿脊椎旁滑鉢到肛門敲 3 下

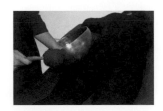

3.再到坐骨敲 3 下

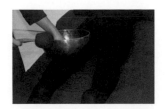

4.委中穴敲 3 下(膝蓋後方)

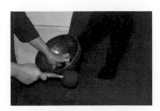

5.至小腳趾至會陰穴 3 下(直接敲整個腳掌)

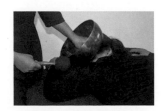

6.滑鉢回到起始點
7.以上步驟 1～6 執行 3 回，換邊再執行 3 回

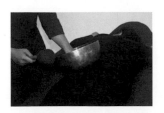

8.放在左右腎各敲 8 下(腎經與膀胱經爲表裡關係)

▲腎經

腎經運行的時間為下午五至七點。腎與膀胱互為表裡，他們關係密切地互相影響。腎不好就連帶影響膀胱的機能。腎為先天之本，腎不好會影響到我們的牙齒、骨骼、頭髮，容易耳鳴或腰痠。在中醫來說「腎藏精」，精是生長發育及生殖的物質基礎，所以孩童在發育期也可多按摩腎經，對成長有助益。「腎主水」，腎調節體內水液的分佈及排泄，負責全身水液的代謝工作，會水腫、腳氣都是和腎經有直接關係，如想要調理腎經，此時刻最適合進補。西方肌筋膜所注重的水分並非喝入的水，而是與腎經相關，而瑜珈經所提到的甘露、道家所說的瀧涎也是相同的道理。

所以說，若想提升關節囊液、增進身體光澤及滋潤感，膀胱經、腎經的保養是絕對的關鍵。

腎 經			
機能	情緒與精神、生殖及泌尿系統		
影響範圍	腎、膀胱、四肢末梢		
情緒表現	正常/自信 陽實/忌妒 不滿 陰虛/恐懼		
五味	鹹	功能	滋骨
五體	骨髓	五官	耳
五聲	呻	五液	唾
五神	志	五志	驚恐
五色	黑	五行	水
生發	藏	五氣	寒
季節	冬	方位	北

俞府

湧泉

腎經循行路線及銅缽敲法

躺姿 - 腳呈菱形，腳底貼腳底

1. 腳底湧泉穴敲 3 下(以敲腳刀爲代表)。
2. 膝蓋內側敲 3 下。
3. 走內側生殖區敲 3 下。
4. 直接上接乳房內側敲 3 下。
5. 往上來到鎖骨下方兪府敲 3 下。
6. 滑缽回起始點。
7. 以上 1～6 步驟重複 3 回，換邊再執行 3 回。
8. 將缽放在小腹膀胱處，敲 8 下(腎經與膀胱經爲表裡關係)。

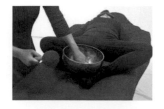

1.躺姿腳呈菱形，腳底貼腳底，腳底湧泉穴敲 3 下(以敲腳刀爲代表)

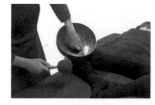

2.膝蓋內側敲 3 下

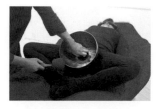

3.走內側生殖區敲 3 下

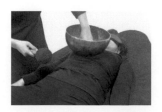

4.直接上接乳房內側敲 3 下

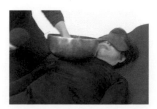

5.往上來到鎖骨下方兪府敲 3 下

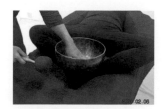

6.滑缽回起始點
7.以上 1～6 步驟重複 3 回，換邊再執行 3 回

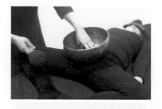

8.將缽放在小腹膀胱處，敲 8 下(腎經與膀胱經爲表裡關係)

▲心包經

心包經運行的時間為晚上七至九點。心包與三焦互為表裡關係，他們關係密切地互相影響。心包經不通暢，就會連帶影響到三焦的機能。心包經能平衡自律神經，多疏通可協助穩定情緒，可用拍打伸展按摩來做保養，能有效改善情緒問題。心包經不通時容易導致二尖瓣膜脫垂、胸悶、心悸、氣不順、噁心想吐、咳嗽，而心包經主瀉，按摩可消除三焦的熱，也能協助理氣化痰。

心包經			
機能	情緒與精神、心血管		
影響範圍	躁熱、健忘、哮喘		
情緒表現	正常/自在 陽實/好動 陰虛/愛幻想		
五味	X	功能	X
五體	X	五官	X
五聲	X	五液	X
五神	X	五志	X
五色	X	五行	X
生發	X	五氣	X
季節	X	方位	X

天池

曲澤

中沖

心包經巡行路線及銅缽敲法

躺姿 - 手在上方

1. 乳頭外天池敲 3 下。
2. 上繞到腋下敲 3 下,手臂中心曲澤敲 3 下。
3. 到中指中衝敲 3 下(以整個手掌爲代表)。
4. 滑缽回起始點。
5. 以上 1~4 步驟敲 3 回,換邊再執行 3 回。
6. 將缽放在本部位心臟處敲 8 下(可用太陽手法)。

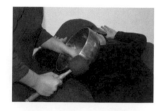

1.躺姿乳頭外天池敲 3 下

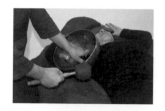

2.上繞到腋下敲 3 下

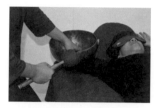

3.手臂中心曲澤敲 3 下

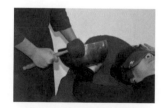

4.到中指中衝敲 3 下
(以整個手掌爲代表)

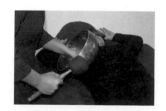

5.滑缽回到起始點
6.以上 1 ～ 4 步驟敲 3
回,換邊再執行3 回

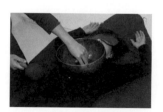

7.放於本部位心臟處敲
8 下(可用太陽手法)

▲三焦經

三焦經運行的時間為晚上九至十一點。三焦與心包互為表裡，他們關係密切地互相影響。三焦經不通暢，就連帶影響心包的機能。三焦經包含上焦、中焦、下焦，上焦主要包括心與肺；中焦包括脾、胃、肝、膽；下焦則為臍以下的腎、大腸、小腸、膀胱等。三焦經主氣，為人體氣血運行的要道，上焦不通容易出現高血壓、高血脂、頸椎病等。中焦不通就容易積食、腰部酸痛。下焦不通對男性的影響容易造成腎虛、攝護腺疾病，對女性來說，容易引起更年期綜合症以及婦科炎症。

三焦經			
機能	主全身的氣機與氣化、調節臟腑機能及神經、血液系統和循環聯繫作		
影響範圍	三叉神經、過敏、失調		
情緒表現	正常/安定　陽實/易怒　陰虛/焦慮		
五味	X	功能	X
五體	X	五官	X
五聲	X	五液	X
五神	X	五志	X
五色	X	五行	X
生發	X	五氣	X
季節	X	方位	X

絲竹空　天井　關衝

三焦經循行路線及銅缽敲法

趴姿 - 頭側向敲缽這一邊

1. 從關衝無名指出發敲 3 下(敲整個手掌)。
2. 沿手臂天井穴敲 3 下。
3. 到肩膀(僵硬處)敲 3 下(肌筋膜手法 - 壓而推)。
4. 沿著耳朵，到眉尾絲竹空穴敲 3 下。
5. 滑缽回到起始點。
6. 重複 1～5 步驟敲 3 回，換邊再執行 3 回。
7. 三焦分為上(心肺)，中(脾胃)，下(泌尿與排泄)，在背面的三焦區，各敲 8 下或磨缽 36 圈。

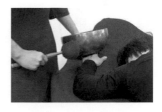 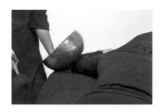 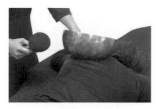

1.趴姿，從關衝無名指出發敲 3 下(敲整個手掌)　2.沿手臂天井穴敲 3 下　3.到肩膀(僵硬處)敲 3 下(肌筋膜手法 - 壓而推)

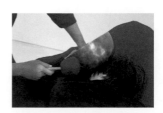 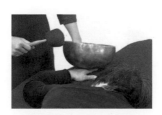

4.沿著耳朵內到眉尾絲竹空穴敲 3 下　5.滑缽回到起始點　6.重複 1～4 步驟敲 3 回，換邊再執行 3 回

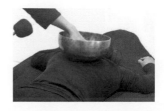 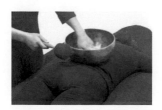 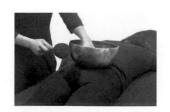

7.三焦分為上(心肺)中(脾胃)下(泌尿與排泄)在背面的三焦區各敲 8 下或磨缽 36 圈

▲膽經

　　膽經運行的時間為子夜十一至一點。膽與肝互為表裡，他們關係密切地互相影響。膽不好會連帶影響肝機能。子時膽經運行時，會引導人體陽氣下降到腎，所以如果常熬夜的人，易導致膽火上升逆行，進而影響肝腎功能。而膽經另一重要功能是，分泌膽汁進入小腸幫助消化，還可以分解脂肪酸，因此膽經失調，可能會有口苦的狀況發生。此外許多神經系統方面的疾病也與膽經有關，如長期頭痛，失眠、記憶不佳等。

膽經			
機能	意志力、腦疾、內分泌消化		
影響範圍	神經、膽、睡眠、眼、肝		
情緒表現	正常/興奮 陽實/急躁 陰虛/驚慌		
五味	酸	功能	滋筋
五體	經絡	五官	眼
五聲	呼	五液	淚
五神	魂	五志	怒
五色	青	五行	木
生發	生	五氣	風
季節	春	方位	東

瞳子髎
風池
肩峰
環跳
足竅陰

膽經循行路線及銅缽敲法

趴姿 - 彎右腳頭側右邊(手置於頭二側,讓身體打開 15～20 公分)

1. 從眼尾瞳子髎穴敲 3 下。
2. 往耳朵行耳上,到頭側 1/3 敲 3 下。
3. 到延後腦風池穴敲 3 下。
4. 肩峰肩井穴敲 3 下。
5. 往下到接近腋下敲 3 下。
   (正確位置在身體前側,因姿勢受限,以敲後背腋下為代表)
6. 到胃外部、腰窩、腹部敲 3 下。
7. 髖關節環跳穴敲 3 下。
8. 走大腿外側,膝蓋敲 3 下。
9. 小腿外側到腳無名指,足竅陰穴敲 3 下 (以腳刀為代表)。
10. 滑缽回到起始點。
11. 重複 1～10 步驟執行 3 回,換邊再執行 3 回。
12. 放在背部膽的位置敲 8 下。

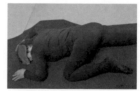
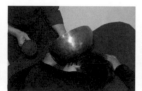
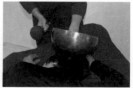
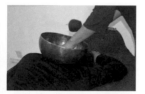

趴姿彎右腳,頭側向右邊,手置於頭二側,身體打開 15～20 公分

1.從眼尾瞳子髎穴敲 3 下

2.往耳朵行耳上到頭側 1/3 敲 3 下

3.沿後腦風池穴敲 3 下
4.肩峰肩井穴敲 3 下

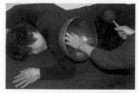
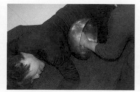
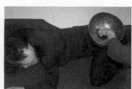
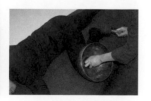

5.往下到接近腋下敲 3 下(正確位置在身體前側,因姿勢受限以敲後背腋下為代表)

6.到胃外部、腰窩、腹部敲 3 下

7.髖關節環跳穴敲 3 下

8.走大腿外側膝蓋敲 3 下

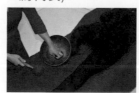
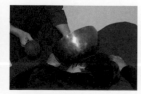
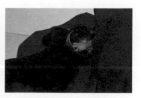

9.小腿外側到腳無名指足竅陰穴敲 3 下(以腳刀為代表)

10.滑缽回到起點
11.以上步驟 1～10 執行 3 回,換邊再執行 3 回

12.放在背部膽的位置敲 8 下

▲肝經

　　肝經運行的時間為時間淩晨一至三點。肝與膽為表裡關係，他們是關係密切地互相影響。肝不好就連帶影響膽的機能。肝是人體最大排毒器官，當肝臟耗弱時，毒素就會累積得越來越多，導致長斑、失眠、乳房腫瘤等多項問題。而肝藏血，要多休息才能使血回流滋養肝。此外，還要常保精神愉快，因為過度壓抑心情，會導致氣血不暢、阻塞易生腫瘤，所以保持愉快的心情，是養肝第一要件。

肝經			
機能	血液循環、血管、內分泌、造血及解毒		
影響範圍	血液系統、內分泌系統、月經、肝、腰、小腹		
情緒表現	正常/滿足　陽實/貪心　陰虛/消極		
五味	酸	功能	滋筋
五體	經絡	五官	眼
五聲	呼	五液	淚
五神	魂	五志	怒
五色	青	五行	木
生發	生	五氣	風
季節	春	方位	東

期門

大墩

肝經循行路線及銅缽敲法

躺姿－腳張開，腳掌外翻

1. 從腳大拇指大敦敲 3 下。
2. 沿腳掌前側，行小腿內側至膝蓋敲 3 下。
3. 沿大腿內側，往上至生殖區旁敲 3 下。
4. 往上方到腰窩，再到乳房下方，期門敲 3 下。
5. 滑缽回起始點。
6. 重複 1～5 步驟 3 回，換邊再執行 3 回。
7. 將缽放在肝的位置敲 8 下(可用太陽手法)。

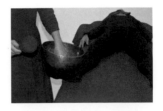

1.從腳大拇指大墩敲 3 下

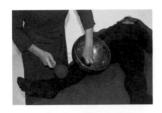

2.沿腳掌前側行小腿內側至膝蓋敲 3 下

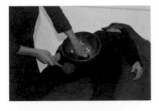

3.沿大腿內側往上至生殖區旁敲 3 下

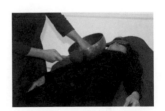

4.往上方到腰窩，再到乳房下方期門處敲 3 下

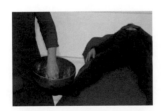

5.滑缽回起始點
6.以上步驟 1～5 執行 3 回，換邊再執行 3 回

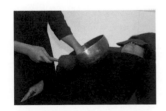

7.將缽放在肝的位置敲 8 下
(可用太陽手法)

▲任脈

　　總督一身之陰、手三陰、足三陰六條經脈，包含了：肺、心包、心經、脾經、肝經、腎經，有「陰脈之海」之稱。

任脈			
機能	分泌作用		
影響範圍	婦科、泌尿、呼吸、循環、消化系統		
情緒表現	慾望過重		
五味	X	功能	X
五體	X	五官	X
五聲	X	五液	X
五神	X	五志	X
五色	X	五行	X
生發	X	五氣	X
季節	X	方位	X

承漿穴

會陰
肛門

任脈循行路線及銅鉢敲法

※ 循行路線:

1.起於小腹,下出會陰穴 ➡ 2.經腹內直行經胸腹正中 ➡ 3.上至咽喉

4.環繞口唇承漿穴 ➡ 5.上到督脈齦交穴 ➡ 6.分行循入於目

躺姿

1. 會陰穴敲 3 下。

2. 肚臍下的關元穴(丹田)敲 3 下。

3. 神闕(肚臍)敲 3 下。

4. 膻中穴敲 3 下。

5. 天突穴敲 3 下。

6. 印堂穴敲 3 下。

7. 頭頂百會穴(泥丸)敲 3 下。

8. 重複 1～7 步驟 3 回。

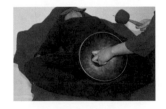
1.會陰穴敲 3 下

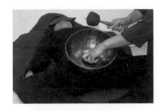
2.肚臍下的關元穴
(丹田)敲 3 下

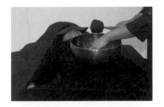
3.神闕(肚臍)敲 3 下

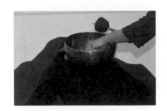
4.膻中穴敲 3 下

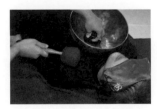
5.天突穴敲 3 下

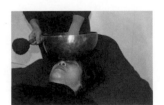
6.印堂穴敲 3 下

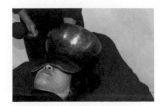
7.頭頂百會穴(泥丸)
敲 3 下

▲督脈

　　總督一身之陽，手三陽、足三陽六條經脈，包含了：大腸經、三焦經、小腸經、膀胱經、膽經、胃經，故有「陽脈之海」之稱。

督脈				
機能	造血功能			
影響範圍	脊椎、出汗、痔瘡、貧血			
情緒表現	固守己見			
五味	X	功能	X	
五體	X	五官	X	
五聲	X	五液	X	
五神	X	五志	X	
五色	X	五行	X	
生發	X	五氣	X	
季節	X	方位	X	

督脈循行路線及銅鉢敲法

※ 循行路線：

1.起於會陰 ➡ 2.經尾閭骨端 ➡ 3.經脊裡而上行至後腦

4.經脊裡而上行至後腦 ➡ 5.入腦內沿下至鼻柱 ➡ 6.止於上唇內齒齦 ➡

7.與任脈相接於承漿

趴姿

1. 會陰穴敲 3 下。

2. 長強穴敲 3 下。

3. 命門敲 3 下。

4. 神道穴(夾背)敲 3 下。

5. 大椎穴敲 3 下。

6. 玉枕穴(風府穴)敲 3 下。

7. 頭頂百會穴(泥丸)敲 3 下。

8. 重複 1～7 步驟 3 回。

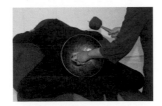
1.會陰穴敲 3 下

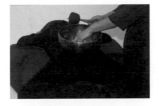
2.長強穴敲 3 下

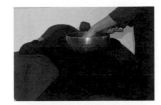
3.命門敲 3 下

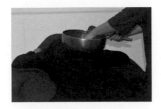
4.神道穴(夾背)敲 3 下

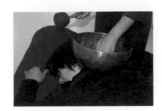
5.大椎穴敲 3 下

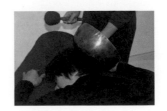
6.玉枕穴(風府穴)敲 3
下

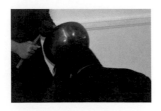
7.頭頂百會穴(泥丸)敲
3 下

附註：東方經絡 vs 西方肌筋膜

　　近代西方名著「解剖列車」中，論述人體主要有七大條肌筋膜經線，書中建議我們不再用一塊一塊的肌肉來認知人體，而是牽一髮而動全身的整體組織概念。這些組織、器官組合成人體，也維持著生理機能的運作，骨頭就好比建築物的鋼筋；肌肉肌鍵和韌帶組織，這些軟性的組織，就像是建築物中的水泥，此外身體裡還填充有各種結締組織，這些軟組織塑造體態、固定體內器官，統稱為肌筋膜系統。

　　這些肌筋膜從頭到腳包覆著全身，好比是肌肉的衣服，保護器官、串連肌肉，也為身體提供支撐和養分、協助新陳代謝，而且肌筋膜也是人體內最大的感覺器官，總面積超過皮膚，負責將我們的體感、壓力等感受傳遞給大腦，還會影響內分泌和生理機能的運作。

　　這些結締組織裡，飽含水份與膠原蛋白，隨著年齡的增長及生活型態，結締組織會脫水、膠原蛋白纖維會斷裂、打結，許多生活中常見的酸痛和小毛病，比方頭痛、肩頸酸痛等，多數都是肌筋膜的問題，只要讓肌筋膜恢復水份和彈性，許多問題將會迎刃而解，充滿彈性的肌筋膜，看起來比較年輕有活力、動作也較靈活，因此也有一說，認為「肌筋膜的年紀，才是我們身體的真正年紀」，你覺得有沒有道理呢？

　　有研究認為，東方的經絡穴位概念，其實就是西方肌筋膜概念，針灸穴位的原理就是：刺激筋膜引起電壓，傳遞訊息給大腦或臟腑，讓身體做出調整。同時在書中提到，有一條與中醫膀胱經巡行路線非常相近的肌筋膜經線，這樣的概念也是目前復健界中當紅的醫療趨勢，從肌筋膜經線的概念中讓我們發覺，原來東方和西方對人體的認知，有著異曲同工之妙，看似神祕的經絡，似乎也有了很科學的解釋。故銅缽療法，依其前面章節所述，能夠有效調理全身筋膜的水份，近似於東方醫理所述的「精」、「津」精華、津液、精氣神。而經絡又為器官之管道，使用銅缽共振其路徑及臟腑，使其筋膜能有效調整津液、水份，傳導養份，發射訊號，活化全身筋膜及器官，所以銅缽結合經絡，結合筋膜，可以說是事半功倍的組合。

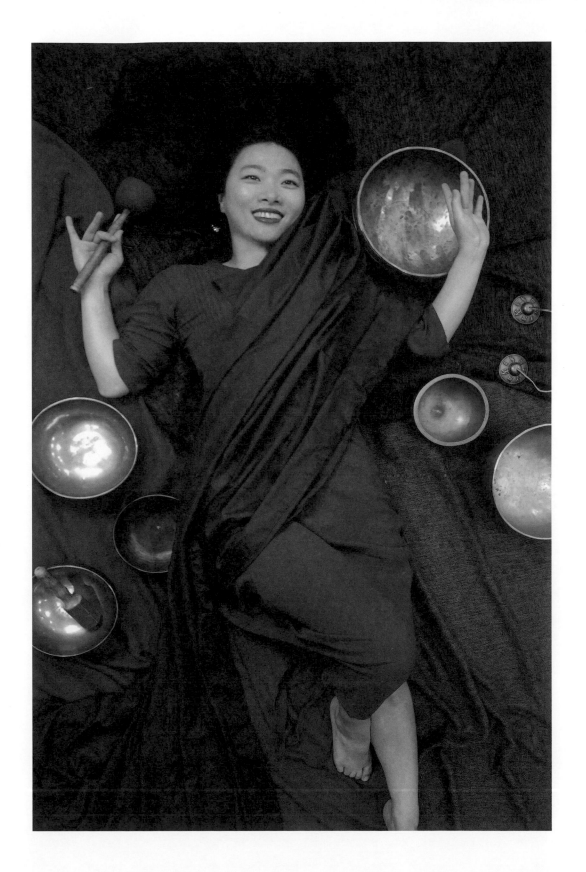

筆記

_____

_____

_____

_____

_____

_____

_____

_____

_____

_____

_____

_____

_____

_____

_____

_____

_____

閉上眼睛，打開感官，高我一直在我這裡，
從未離開，謝謝高我 ♥ 我。

第七章　缽療手法操作

◎缽療須知

　　我們期待備受呵護與照顧，如同孩提時期，有父母可依賴及撒嬌，但是長大後，自我修習便是給我們一條路徑正視自己的力量，讓我們知道其方法能再次得到那滿滿的正能量與愛；當自己都不知道如何找到正確的方式時，便向外尋求，有些人甚至會想犧牲自己以獲得別人關愛，這時缽療師就可以協助他關注到自己的感受，並放大日常生活中，和自己相處時的寧靜與美好、幫助他人找到正向的自己，因此才會延伸出利他的雙人或多人療癒手法。在療癒師為他人施作利他療癒時，最好事先與個案做一些基本的溝通，並且彼此要達成共識，在之後的療癒過程才會比較順利，個案也會比較願意全然敞開心胸接受療癒。關於與個案溝通的相關事項，可參閱之後章節的「溝通技巧與療程設計」單元，理解療癒師與個案之間要如何建立溝通的橋樑。

　　單缽的利他療癒指的是，單使用一個缽為療癒工具，目前市面上的手法已經不勝枚舉，因此在這個章節裡，我們主要收錄一些比較實用，且施作上對缽療師來說不易勞累、受傷、容易記憶、雙方受惠的單缽療法，讓讀者們在操作時，更能享受施作個案當下銅缽所帶給你的感動。

　　當缽療師在為他人進行缽療時，有幾個環節是比較需要注意的：

▲協作工具

1. 毛毯或薄布：當人放鬆時，對外在環境感知會比較強烈，也比較容易受到周圍溫度、聲音等外在影響，所以建議缽療師可準備一條毛毯，在開始進行療癒前，先為個案蓋上毛毯，除了避免對方著涼，也可增加安全感。蓋上毛毯時動作盡量要一氣呵成，這會讓對方有放鬆且受呵護的感覺。

2. 毛巾或眼罩：使個案不受外界干擾，也幫助個案容易沉靜心神，是非常重要的小細節。

3. 吸盤：當我們為個案施作頭缽，或滑缽療法時，為了方便操作及滑缽的穩定性，可使用吸盤來幫忙固定銅缽。同時，在自我療癒時使用吸盤，也是相同的道理。

4. 精油：花香療法(註)在印度阿育吠陀醫學裡，有著天堂療法的別名，

其原理是運用嗅覺來幫助活化大腦和細胞，所以在療程中，如果適量使用精油來做輔助、刺激感官也有相當的助益。

嗅吸香氛可以使人快速放鬆，且精油便於攜帶、可靈活變通，比方說，依照其個案需求，為他選擇適合的精油，個案感受會更舒適。但由於有些精油有特殊注意事項，因此建議若要在療程中加入精油，缽療師最好先瞭解精油相關知識，在搭配使用上才能更加得心應手。

註：印度經典內描述的天堂療法有二：手印療法、花香療法。

▲三個深呼吸

不管做任何的療癒，呼吸的掌控都是相當重要的，在每次缽療開始前；或是完成一個療法後；短暫休息再接著下個療法前，都要先讓個案做三個深呼吸，這是簡單的小動作，卻可以幫個案把能量及感受重新調整一下，療程期間若無中斷時也可省略。但實務上來說，缽療師在進行療法時，在動作轉換的時間裡可以穿插多次三個深呼吸，能讓個案隨時都能保持在呼吸的淨化狀態，這點對於剛接觸療程的個案來說格外地重要。

▲缽療後的休息

當缽療每完成一個階段或結束後，都必須在個案耳邊輕聲提醒，請對方先休息三到五分鐘，並說「待會兒叫你」，使其能安心休息，若不提醒，個案可能怕睡太久自行計時，反而造成心中緊張，就失去全然放鬆休息的意義，並且在個案休息時可同步觀察，是否有深吸深吐、嘆氣、吞嚥口水、打哈欠的現象，這代表對方身體質量正在做轉換，尤其是唾液分泌增加，以東方醫理及氣功的觀點來看，是氣帶動氣血，讓身體的運行變好時，獲得滋養的重要象徵。

在瑜珈古老經典裡認為，人內外有五種氣(註)，其中哈欠氣能協助重組身體。嘆氣或深吸深吐則有助於排除雜氣(廢氣、病氣、怨氣、疲勞之氣)。並且個案在缽療後容易產生一些特殊的生理、心理狀況，所以一定要讓個案有足夠休息、調整的時間，幫助他回復到日常狀態。

註：人體有內外 5 種生命能(氣)，內有上昇氣、上行氣、下行氣、平行氣、轉化氣。而外在表現則有飢渴氣、收縮氣、伸展氣、哈欠氣、睏眠氣等表現。

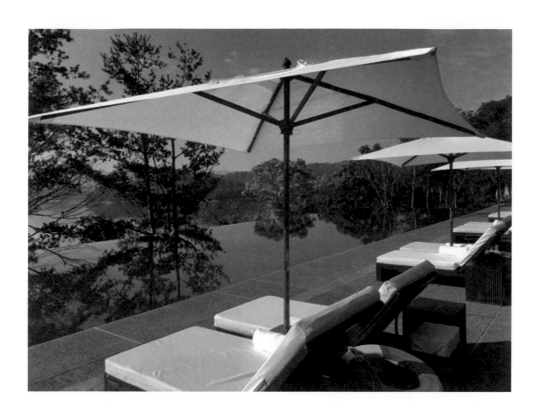

◎單缽操作

◆坐姿療法

　　施作時沒有理療床，或者當時處在簡易的環境下，缽療師可以用一般有靠背的椅子，讓個案採取坐姿療法。此法是讓個案倒坐在椅子上，身體向前傾靠著椅背，將背面朝向著缽療師的操作手法，或可使用瑜珈枕當作輔助，增加個案的舒適感。在進行實務操作時可自行變化運用，也可延伸出正面操作方法。

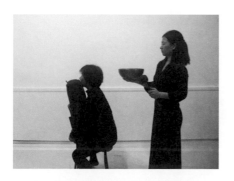

個案靠著瑜珈枕施作

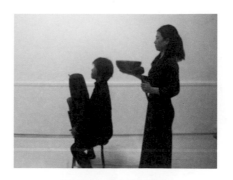

個案挺直脊椎施作

坐姿療法第一部分：

1. 逆時鐘繞行被施作者 3 圈，邊走邊敲缽。
2. 順時鐘繞行被施作者 3 圈，邊走邊敲缽。
3. 分別靠近臍輪、心輪、眉心輪各 3 下。
4. 靠近左眉敲擊，再拉到後腦勺，換右眉。
5. 靠近左眼敲擊，再拉到後腦勺，換右眼。
6. 靠近左鼻孔敲擊，再拉到後腦勺，換右鼻孔。
7. 從後左眉往下邊走邊敲到海底輪 3 次。
8. 從後右眉往下邊走邊敲到海底輪 3 次。
9. 從後眉心往下邊走邊敲到海底輪 3 次。

註：所謂逆時鐘和順時鐘，是以個案的方向為方向做繞行。
　　而在步驟 3～9 的操作可採用前述介紹過的傾斜拿法。

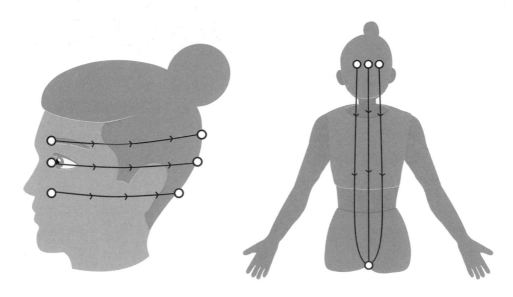

坐姿療法第一部分

坐姿療法第二部分：

1. 將缽立著放在頭頂敲 3 下，再邊敲邊滑缽到海底輪，施作 3 次。
2. 左肩敲 3 下，再邊敲邊滑缽到海底輪，施作 3 次。
3. 右肩敲 3 下，再邊敲邊滑缽到海底輪，施作 3 次。
4. 從海底輪往上到頂輪，每個脈輪各敲 3 下。

註：步驟 1～3 可分別於施作後採用前述介紹過的銅缽倒扣法做淨化，看個人習
　　慣非硬性規定。

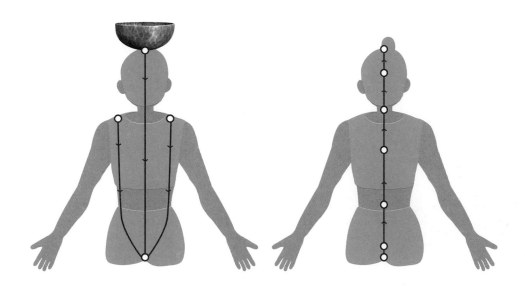

坐姿療法第二部分

◆腳底放鬆舒眠療法

　　有過腳底按摩經驗的人都知道，通常按摩師傅一邊按捏你的雙腳，
一邊和你解說，他從雙腳中所感受到你近期的身體狀況，怎麼會這麼神
奇呢？這道理其實很簡單，中醫裡認為，腳底的反射區就好比是人體的
縮影，所以老練的按摩師傅，可以根據按摩時疼痛的位置，或腳底筋膜
缺乏彈性的程度，透過肌膜線來瞭解顧客的身體狀況，當然，也可以利
用按摩腳底相對應的反射區，幫助活絡臟腑或經絡。

　　腳是人體重要的根基，俗話說：「衰老從腳開始。」，所以日常保健
要從「腳」做起，足底的湧泉穴還被中醫稱為長壽穴，這是足少陰腎經的
起始穴，它位於用力彎曲腳趾時，腳掌出現凹陷之處，如果經常按摩此
穴，有補腎壯陽、強筋壯骨和安眠之效。

　　接下來為各位讀者介紹一個腳底放鬆舒眠療法，主要是利用缽的振
動按摩足底，尤其湧泉穴的地方，帶動身體腎氣上揚、促進氣血循環。

前置作業：

　　建議缽療師先參考所介紹過的《缽療 SOP》，在療程前先和個案做解說及相關告知，並在療程途中隨時留心觀察個案狀況，再依下列步驟做療程準備：

1. 請個案趴上理療床並將腳趾相碰，腳跟外八，並且盡量放鬆肌肉。
2. 請個案做三個深呼吸，調整一下呼吸及收斂思緒。
3. 將大缽放置於個案腳掌上。

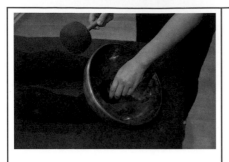

療程步驟：

1. 敲第一下，數 15 秒。
2. 敲第二下，數 15 秒後靜等 2 秒。
3. 敲第三下，數 15 秒後靜等 4 秒。
4. 敲第四下，數 15 秒後靜等 6 秒。
5. 敲第五下，數 15 秒後靜等 8 秒。
6. 敲第六下，數 15 秒後靜等 10 秒。
7. 敲第七下，數 15 秒後靜等 12 秒。
8. 敲第八下，數 15 秒後靜等 14 秒。
9. 維持步驟 8.的敲擊節奏再敲 8 下。
10. 敲完步驟 1~9 後療程結束，在個案耳邊提醒他先休息 3~5 分鐘，待會再把他叫醒。

注意事項：在療程期間，缽療師需注意觀察，個案是否快睡著、身體是否有發生顫動，若對方身體有突然的顫動，建議稍微停頓，或將敲擊力道放小，以利個案滑入淺意識或超意識的狀態。

◆ 單缽脈輪療法

　　讓個案採趴姿趴在診療床上，放鬆調息、缽療師說明注意事項後，再開始進行療程。操作方式為將缽放置各定點敲缽，施作時將缽依各點放置順序敲擊，每個點敲 3 下，這九個點為一組循環，原則上一組為一次療程，在完成一次療程後，缽療師可依個案需求或狀況，看是否個別加強步驟(非硬性規定)。

　　敲擊次數若無特別說明，則可依缽療師自行決定，但在同一次療程

時，建議療程每個點的敲擊次數都需一致。以脈輪療法和淋巴、經絡做為基礎，若是搭配不同的路徑變化，還可延伸出其它相關操作的變化療法。

療程步驟：

1. 腳踝。
2. 膝蓋。
3. 髖關節、大腿根部（海底輪）。
4. 恥骨稍上方（生殖輪）。
5. 肚臍（臍輪）。
6. 兩乳中間膻中穴（心輪）。
7. 胸膛上方或頭部擺正放置耳邊（喉輪）。
8. 兩眉中間（眉心輪）。
9. 頭頂心（頂輪）。

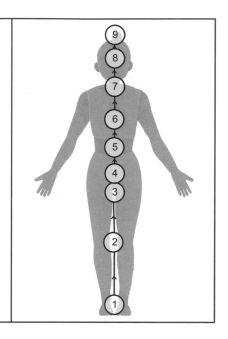

◆淋巴無限療法

淋巴系統是我們體液的排除系統，也是人體非常重要防禦和免疫系統。身體每日都會有自然的新陳代謝，淋巴系統可以將身體裡的廢物快速代謝排出體外，例如感冒時，可以多敲耳垂後方的翳風穴，鎖骨上下兩排的淋巴，或敲胳肢窩下方的極泉穴等，這些淋巴都是向心臟方向引流，經由血液循環可加速將身體所產生的廢物排出體外。

另外，在肚子下方小腸部位、大腿根部的鼠蹊部、腿部膝窩的委中穴，這些部位在人體來說，都是許多淋巴結聚集的地方，所以缽療這些部位，對於痠痛，和免疫系統有很大的幫助。身體各關節處，也是我們很重要的排毒口，像是患有異位性皮膚炎患者，在關節處發炎的症狀就會比較嚴重。

在下述介紹的淋巴無限療法有正面和背面之分，缽療師在操作時，可單獨做正面或單獨做背面，也可視情況二面都做一輪。要從那一面先開始，也是依缽療師決定，無硬性規定。

背面療程步驟（箭頭→表示滑缽）：

1. 生殖輪（屁股尖處）定缽敲 3 下。
2. 右腿背面往下滑（邊滑邊敲）由後側下去。
3. 右腿膝窩定缽敲 3 下。
4. 右小腿往下滑。
5. 右腳掌定缽敲 3 下後。
6. 從右腿外側往上滑到右腋窩定缽敲 3 下。
7. 右手臂外側往下滑到手掌再往上滑回右肩窩
   定缽敲 3 下。
8. 到頸窩定缽敲 3 下。
9. 到左肩窩定缽敲 3 下。
10. 往左側滑缽開始，以 Z 字型或倒 8 字型往下。
11. 到臍輪定缽敲 3 下稍作停留感受振動。
12. 回到生殖輪。
13. 然後依上述步驟順序換個方向，進行左側淋
    巴排毒滑缽。兩側都做，才是完整一回合。

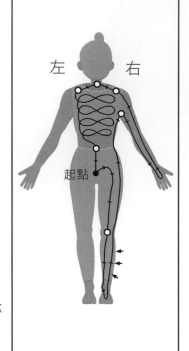

正面療程步驟（箭頭→表示滑缽）：

1. 生殖輪（恥骨處）定缽敲 3 下。
2. 左腿正面往下滑（邊滑邊敲）由正面下去。
3. 左腿膝蓋定缽敲 3 下。
4. 左小腿正面往下滑。
5. 左腳背定缽敲 3 下後。
6. 從左腿外側往上滑到左膝蓋定缽敲 3 下。
7. 往上滑到左腋下定缽敲 3 下。
8. 往下滑到左手掌定缽敲 3 下。
9. 延左手臂外側滑回左肩窩定缽敲 3 下。
10. 滑到右肩窩定缽敲 3 下。
11.滑到兩乳各敲 3 下。
12. 往右側滑缽開始，以 Z 字型或倒 8 字型往下。
13. 到臍輪定缽敲 3 下稍作停留感受振動。
14. 回到生殖輪。
15. 然後依上述步驟順序換個方向，進行右側淋
    巴排毒滑缽。兩側都做，才是完整一回合。

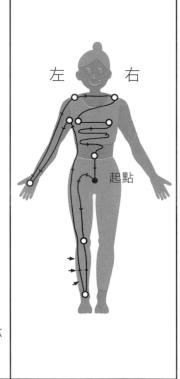

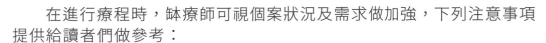

在進行療程時，缽療師可視個案狀況及需求做加強，下列注意事項提供給讀者們做參考：

<1>脈輪、關節處、左右肩膀等平時容易酸痛、阻塞的地方，可試情況增加敲擊次數。

<2>手臂外側‧腿部外側‧腿部後側：邊滑邊敲，可用直線滑行，也可邊滑邊轉進行滑缽。腿部、臀部外側在進行滑缽時可以稍微往內推壓。

<3>採用滑缽療法時，需避免扶缽的手一壓一放，或者敲了就放，這個不經意的小動作容易使接受療程的個案感受有輕有重，不容易進入潛意識或超意識空間，影響缽療效果。

<4>Z 字型、∞ 型敲法兩者很類似，Z 字型敲法是敲一下滑 Z 字，滑到 Z 字的左、中、右側時敲一下，而 ∞ 字型敲法則無限制。

<5>可先做完單邊後請個案分享其二邊差異，再進行另一側。

附註：躺姿和趴姿有何差異

當缽療師在進行療程時，通常都會混合不同的手法來運用，比方定缽、滑缽、磨缽等，也會視個案狀況所選用的療法，讓個案採躺姿或趴姿，若是第一次接觸的個案，可以先讓他採趴姿，從背面開始做療程，並幫他輕蓋上一條毛毯增加安全感。敲正面的時候，眼睛上方建議放條小毛巾，減輕個案的不安全感，同時也能幫個案將專注力放在感受缽音的震盪。在療程開始之前，先請個案做幾個腹式呼吸幫助放鬆，並告知個案，待會療程中入睡或保持清醒都可以。讓他能很輕鬆、很自在，不會因過度擔心睡著怎麼辦?而不敢真正放鬆。

在療法裡，有些採躺姿、有些採趴姿，其原因除了是因應不同的狀況，以利缽療師操作之外，其實人體的正面和背面在意念上有些不同的象徵意義，這也可做為每個療程設計及姿勢選用上的參考。

(1)正面：脈輪的對應點主要在人體背面，因此背面的能量型態相對來說，會比前面更精細更深層。所以正面在意念上，象徵為現在意識，或近期的狀況，屬淺層震盪。

(2)背面：人需要不斷往前走、向前看，若遇到事情，心裡一直過不去忘不了，就會累積在身體的深層，對應到脈輪概念的話，敲背面就會產生深層的療癒。因此背面在意念上，象徵為過去意識，或很久以前的狀況，屬深層震盪。

◎多缽操作

　　通常來說，「單缽」技巧在操作上，著重在身體領域，「多缽」技巧在操作上則著重身心領域，因多缽療法除了同時運用多個缽之外，通常也會將多個缽擺成特定的形狀來做操作。形狀都是先從一個點開始，到兩個點為一條線，三個點成一個面，最後形成一個圖騰或符號，因此當一個有意義的符號（Yantra）形成了有意義的空間時，就可說是一種結界。

　　通常在進行圖騰手法的操作時，大多都以一個人的手腳為其延伸範圍，如同達文西名作，維特魯威人一樣，一個人的能量場域就以這個範圍為主。操作的範圍盡量在個案採躺姿時，手舉高能達到的範圍之中來做操作。

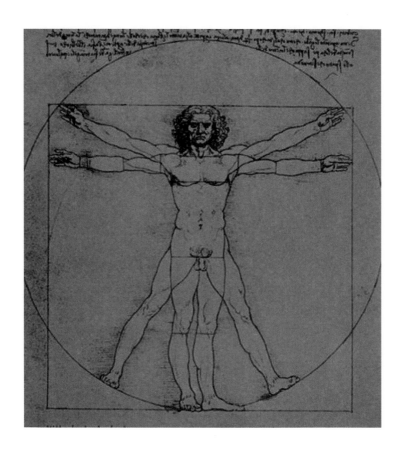

　　缽療師也可在每次敲缽或做個案前，先對整個場域進行結界佈置，像是使用卍字、十字、圓形、心型等符號，藉由缽與意念將整個場域做能量上的提升，讓場域更加充滿靈性能量。

　　如此即可讓意識層次的能量更快更深的傳遞給個案，也讓個案比較能和場地能量共鳴。

　　至於多缽療法來說，缽的數量該有幾個才適當，筆者會建議身為一個缽療師要做多缽療法時，最基本需要擁有一大二小共三個缽，完整的話則需要一大七小共八個缽，這樣在操作上比較能靈活施展，也比較方便進行像卍、十、愛心、瑜珈母法源，這樣多重能量意義的大型結界。

◆三脈七輪療法

　　在進行三脈七輪療法時，缽療師需準備七個缽，排列在個案海底輪（大腿根部）、生殖輪（恥骨）、臍輪（肚臍）、心輪（兩乳之間）、喉輪（擺胸膛或旁邊）與眉心輪（擺額頭或耳旁）、頂輪（頭頂中央）上。擺放時可直接擺放於個案身上對應處(如圖一)，可視個案體型，如覺得喉輪與眉心輪不容易擺放，在這二個位子可擺於旁邊(如圖二)。

　　敲缽時，原則上是依序敲，如果順著脈輪由下往上敲，有揚氣、養氣、升陽氣的涵義；若是由上往下敲，則有洩氣、放下、放鬆的涵義，這種敲法適合用於性格較急躁的個案，或是個案睡眠品質不佳、睡不著亦可採用此方法。可依個案的狀況，決定要先從正面或背面開始。而背面脈輪也是擺放在相對應的位置。

擺放方式一　　　　　　　擺放方式二

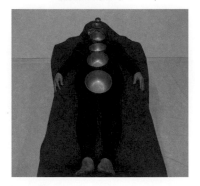 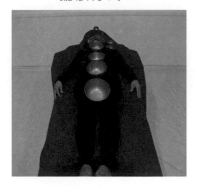

　　缽療師在進行操作三脈七輪療法時，無手持缽，單純敲脈輪上擺放的缽，若從海底輪往上敲的手法，是將個案意識往上引導，由於眉心輪可掌控在其以下的所有脈輪，所以在引動意識往上的同時，實際上也就是在將物質界的能量往上，提升到較高的狀態。

　　而缽療師在向個案講解這個療法時，個案可能難以理解，因此可簡單地向其說明，這個療法是將身體能量及內分泌做平衡，並幫助提昇血液循環、活絡氣血。

　　如果是從頂輪往下敲，其象徵意義又不一樣。在幾次療程中，若個案反應會有睡不著、腦脹、多思的狀況，此時就建議改從頂輪開始往下敲，讓個案的意識能往下流動，協助放鬆頭部的緊繃狀態。
　　缽療與其它自然療法、中醫西醫一樣，在療程中可能會與個案有磨合期，此時如同中醫換藥一般，缽療也可更改操作方式。

　　從這個基本療法中，還可搭配手持缽，變化出左右脈行缽，也可以在路徑繞行上，變化出幾種進階手法，在此就先讓各位讀者瞭解基礎手法，其它手法如日後有機會再和大家分享。

◆愛的療法

　　人體有七大脈輪，分別都有不同的執掌範圍，而每個脈輪，也都有其性格特質與相對應的慾望呈現，但身而為人，其最根本的慾望是位在海底輪內。海底輪主要有 4 個慾望：物質的慾望、心靈的慾望、靈性的慾望、心靈導向靈性的慾望。慾望的追求，是人類獲取安全感的本能反應，當慾望被滿足之後，我們才會開始感到愛並分享。

　　心輪最主要是連結我們對愛的念想，而食慾是肉體需求飽足的生理機制，也是對一般人來說，最容易獲得滿足的方式之一。在我們剛出生時，就開始透過嘴巴、舌頭吸允母奶、進食，攝取身體需要的營養，而吸允的動作也能增加中脈能量，並將之往上提升到頂輪，讓我們感到被愛與滿足，同時也由這個動作，讓自己取得更高能量的愛，換言之，親吻與性愛也是一樣的道理。因此在這個愛的缽療中，筆者將針對下巴（舌根）、心輪與海底輪之間，做愛心符號療法，這個療法可幫助提昇我們對愛的感受與覺知，如果對愛有匱乏感、覺得有不被愛的情況，也可有所改善。

此療法操作時個案需採躺姿,並且在後頸部墊一塊毛巾,讓個案下巴上揚、舌頭出力往上頂。

缽療師可將銅缽至於海底輪、心輪、舌根(下巴處)這三個位置。施作方式爲缽 1、缽 2、缽 3 各敲 3 下爲一組。視需求可施作一至多組,亦可增加手持缽及繞行路徑。

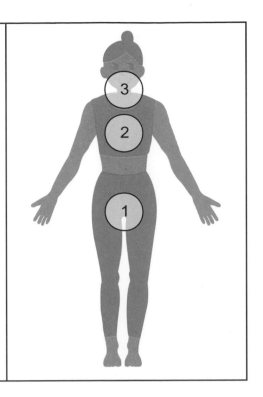

若還有多個缽可使用時,可將其它銅缽置於雙肩膀、雙手處做放置。執行時可混合使用敲、磨等不同手法,依缽療師操作時自行決定,此療法會讓個案容易有咳嗽的反應,極易產生逆舌身印、氣往上收攏的效果。

施作步驟:

1.先敲缽1、缽2、缽3,各3下。
2.照 123451、123671 的敲缽順序爲一次,各敲 3 次。
3.缽療師使用手持缽,依序繞行圖騰一或多次。
4.缽療師將手持缽置於頂輪敲 3 下後,請個案集中注意力於舌根或頂輪處做覺察。

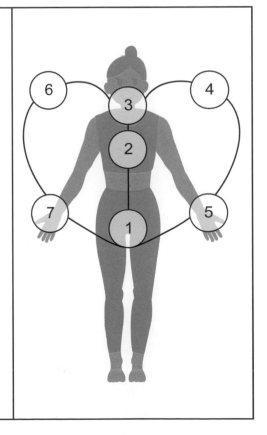

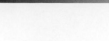

◆愛心圖騰

　　這個療法的施作，是先以心輪爲起始，向左側乳房和乳頭的方向滑鉢，像是畫出半個愛心圖案一樣，到臍輪之後再回到心輪，右側也是一樣的滑鉢，畫出另半個愛心圖案。接下來可以再把愛心畫更大一些，向外擴展至胸膛到生殖輪，之後再回到心輪，再畫更大一些的愛心，從鎖骨至海底輪，之後再回到心輪。若是在過程中愛心的範圍擴大至雙手，也是相當好的變化，最後可從心輪直線而下，滑鉢順著身體中軸線，來到二腳中央及腳背。

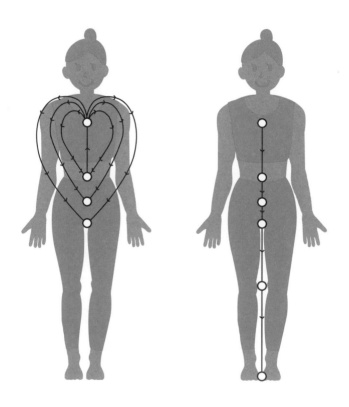

愛心狀療法

◆雙蝶療法－單缽與多缽

雙蝶療法的單缽施作

此療法是以海底輪爲起始，依圖示的順序敲缽施作。上至心輪，到左邊手臂、手掌，再回到海底輪，右側也是相同做法。

然後再次從海底輪出發，沿著左側鼠蹊、髖關節、大腿外側、小腿外側、腳刀，順勢回到小腿內側、大腿內側、海底輪。並且依相同做法，施作右側下半身。

上述施作順序爲一個回合，缽療師可以依個案需求施作一次或多次，或增加滑缽、定缽、磨缽，及各種節奏、手法意義等來做變化。

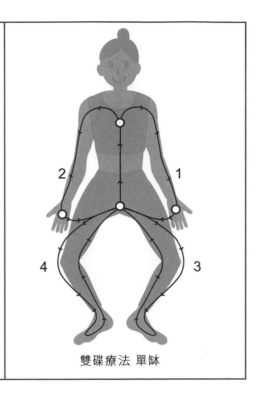

雙碟療法 單缽

雙蝶療法的多缽施作

這個療法施作上，大致和單缽基本施作很接近，不同點在於，多缽施作上依圖示順序於各點擺放銅缽，然後依單缽的方式做定點敲缽手持缽依續繞行，缽療師也可融合所學各式技巧來施做，讓療程更豐富。

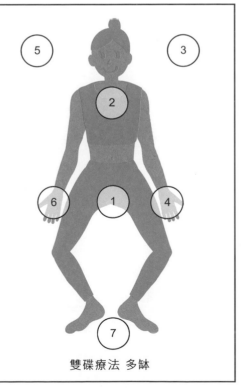

雙碟療法 多缽

◎符號圖騰療法

本書中所介紹的手法，大多都是基本的手法，只要瞭解原理原則，缽療師在熟練之後，可依個案需求，或缽療師本身的融會貫通，運用前面章節所學習到的技巧，和手法做搭配，還能夠衍生出一些變化療法。因此在這個章節中，筆者為大家介紹，搭配圖騰意象做變化的療法。

並且也建議大家，每次個案需求都會有所不同，儘管是同一個案，也要依當下其身心狀況，做療程或手法上的調整，同時也應該要視不同個案和學員因材施教，並非一成不變。

◆Yantra 結界介紹

Yantra 這個字，「Yan」是指符號、限制，「Tra」是指解脫，透過 Yantra 產生出的結界什麼意思呢？結界可以說是由潛意識，或超意識的能量俱足所形成，這股能量是一種高我的能量，單使用意識層次是無法動搖的。當自我能量高時，可以不用刻意創造結界，但是當遇到自己能量低時，就可以藉由缽的能量，協助創造一個結界、一個防護罩，阻止低頻的能量（像 β 波、生病波）靠近或產生，比如頭缽療法，便能為自己做個療癒結界，達到自我能量提升。另外還有一種是以聲音唱頌做的結界，稱作 Mantra。

「Man」指心靈，「Tra」是指自由、解脫。Yantra 是透過圖形符號，獲得負能量往正能量的解脫，而 Mantra 則是運用歌唱來做能量的轉變，這二者都是改變頻率的常見方法。

下面為各位讀者介紹二種圓形手法，和二種螺旋手法。

◆圓形手法

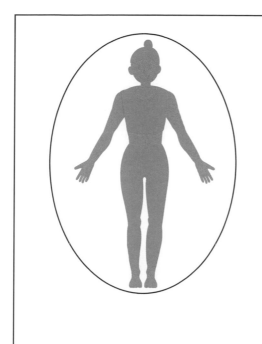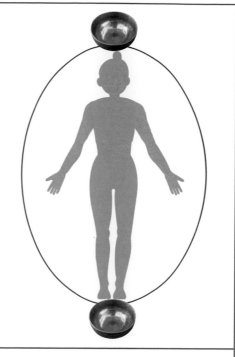

1. 手持缽邊走邊敲。 2. 逆時鐘 3 圈,順時鐘 3 圈或更 　多。	1. 使用水晶缽或銅缽於頭腳。 2. 繞圈走到頭腳敲擊缽,逆時鐘 　3 圈,順時鐘 3 圈或更多。

◆螺旋手法

　　這個手法是以缽敲擊或繞行的路線,畫出螺旋型,做出結界,而依其範圍大小,又可分為二種手法和象徵意義。大家可以個別嘗試看看有何不同。

方法一:

　　由 Kosha(層次、軀殼、鞘)這個概念延伸出來,在古老的瑜珈中認為,人的身體和生命有很多不同的層次,由外而內可概分為:

1.Annamaya Kosha - 是身體層指我們的肉體,這個身體需要靠食物來維持。

2.Pranamaya Kosha - 指生命能量層,像是 Prana 或是脈輪。

3.Manomaya Kosha - 指身心層,表示情緒或信念對我們的影響。

4.Vijananamaya Kosha - 指心靈層,表示智慧、覺悟。

5.Anandamaya Kosha - 是平衡層,代表喜樂與寧靜。

　　這五個層次彼此會互相影響，好比是情緒的起伏，會連帶改變我們的呼吸或身體的動作。因此以這樣的概念爲基礎，延伸出這個手法，在施作時可調整這 5 個不同層面的身體或能量形態。這個手法可以繞行敲擊，也可以定點敲擊。

方法一：

1. 手持缽從心輪敲擊出發。
2. 繞到臍輪敲擊。
3. 繞到喉輪敲擊。
4. 繞到生殖輪敲擊。
5. 繞到眉心輪敲擊。
6. 繞到海底輪敲擊。
7. 繞到頂輪敲擊。
8. 實行 3 回合爲完整的一次。

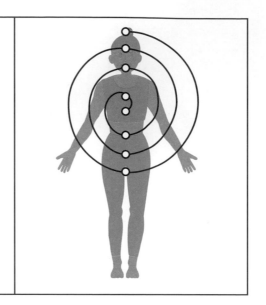

方法二：

　　在瑜珈經典中裡認爲，在海底輪所沉睡的能量，是以順時針盤據 3 圈半的靈蛇作爲代表，這 3 圈半分別代表了現在、過去、未來，剩下的半圈代表死而未生的你，所以可運用逆轉的螺旋‧喚醒沉睡的靈蛇(亦稱拙火、昆達里尼 kundalini)。

方法二：

1. 手持缽從海底輪敲擊繞 3 圈。
2. 生殖輪敲擊繞 3 圈。
3. 臍輪敲擊繞 3 圈。
4. 心輪敲擊繞 3 圈。
5. 喉輪敲擊繞 3 圈。
6. 眉心輪敲擊繞 3 圈。
7. 頂輪敲擊繞 3 圈。
8. 亦可逆時鐘、順時鐘皆操作一次。

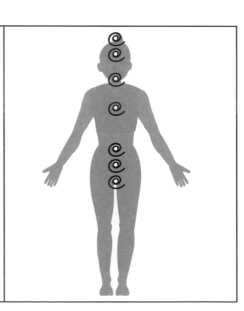

◆多缽擺放法

　　若缽療師有多個缽可使用時，可將高音缽放置於上 3 脈輪，低音缽放置於下 3 脈輪，以此原則在個案身上擺放銅缽(圖一)，可採用順轉、逆轉、磨缽，各種節奏，及 Yantra(特殊符號、圖騰)作爲操作手法。亦可不觸碰個案身體，將銅缽擺放於個案身旁(圖二、三)。

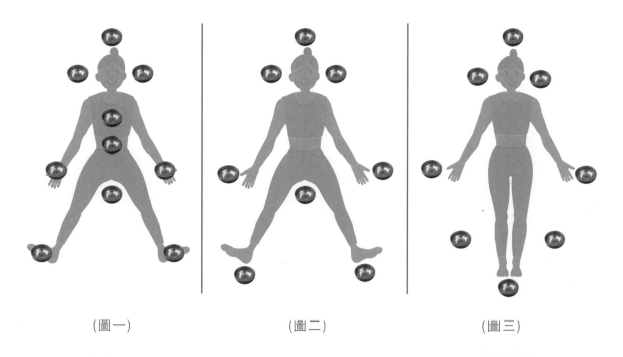

(圖一)　　　　　　　　(圖二)　　　　　　　　(圖三)

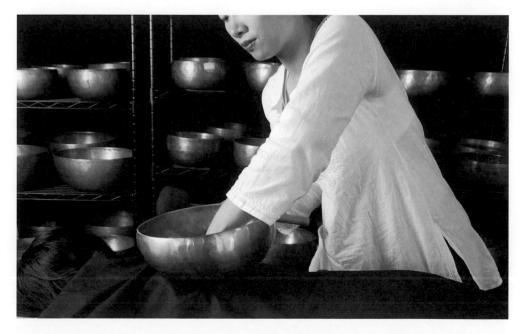

◆十字狀療法多缽操作

瑜珈的歷史上，相傳十字元號是源自於喜馬拉雅山的一個圖騰，因為正轉逆轉而形成卍字(梵語 Svastika)。在古老的年代，人們了知到，每個人都會經歷生老病死、生命能量逐漸消退，自然衰老的過程，但在其變化時，原本心靈的本質也會因此變得不穩定、不快樂，產生出許多煩惱和痛苦。

於是有智者便運用一些 Yantra 符號，希望幫助全人類得到更大的心靈寄托，以利走過這個過渡期。

所以十字元號本身並沒有太多的宗教意涵，大家可以用純欣賞的角度、感恩這些智慧的誕生，在使用這些 Yantra 符號時，便能夠感受更大的愛、更多的喜悅。

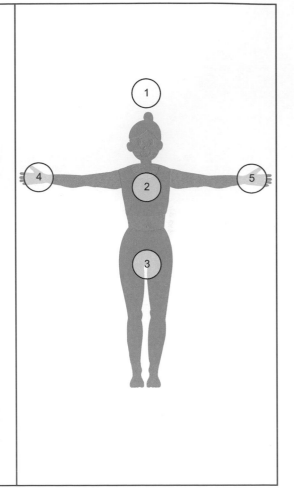

◆雙人和諧療法

　　銅缽療法本就是為人們而生，可以順應當時的情況馬上做出變化，一般都是由缽療師為單一個案操作，但也可以同時幫雙人操作，甚至是團體操作，在個案有特殊需求時，或是為課程活動做些特殊主題時，就可考慮加入一些團體療法。

　　筆者在此和大家分享一種雙人療法，大家有機會的話，可以嘗試一下，此療法很適合讓夫妻、朋友、情侶等一同施作，可幫助彼此溝通、互動模式更為順暢、和諧，也可藉由缽音的調頻讓兩人更有默契。基本上這是採無限療法所做出的變化療法，施作時會需要兩張理療床，於缽療師左右邊各放置一張，並請兩人各躺在理療床上。讓缽療師先做些說明，和簡單的引導調息，再開始施作。

施作步驟：

1.先於二人臍輪、心輪、頂輪處各放一個缽，二人臍輪的缽各敲 3 下。
2.缽療師將手持缽敲 1 下，對著兩人臍輪缽畫大無限「∞」8 次。
3.其心輪處，如步驟 1 和 2 的方式在心輪施作。
4.其頂輪處，如步驟 1 和 2 的方式在頂輪施作。
5.上述步驟 1～4 爲一個回合，可視狀況施做一至多回合。

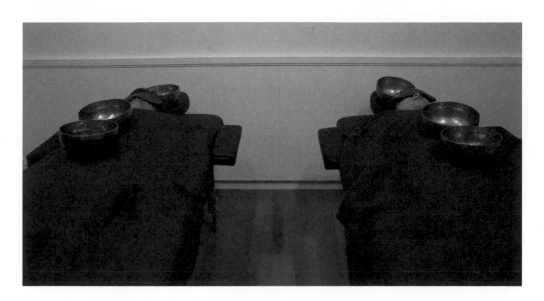

附註：瑜珈 Yantra 圖騰療法介紹 - Hexagram 金剛瑜伽母法源

　　「金剛瑜珈母法源 」是由兩個上下相對的三角形所組成的六
角形，這個圖騰看起來獨特，且充滿了神祕感和力量。這個
圖案或是類似的圖案，在坊間不同學說裡有著不同的名字，
比方說是所羅門印、大衛星陣或六芒星陣等等。

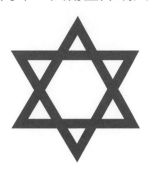

　　而在缽療裡，三角形的方向具有不同的意涵，正三角其意念爲向上
提升，倒三角的意念則爲向下紮根，除此之外，它們本身也有著各自的
象徵意義：

1.正三角形△：

　　瑜珈中代表著希瓦(Shiva)、象徵雄性(陽)、精神、人的靈性，亦象徵著人體的上三輪，這個符號可以協助將能量導引至心輪以上的三個脈輪，藉由喉輪、眉心輪將物質導向心靈，強化心靈層面的力量，到達頂輪。

2.倒三角形▽：

　　瑜珈中代表：香克緹(Shakti)、象徵雌性(陰)、肉體、人的生命活力，亦象徵著人體的下三輪，這個符號可以協助將能量導引至心輪以下的三個脈輪：臍輪、生殖輪、海底輪，強化物質層面的力量。

　　這兩個三角交疊之處即為心輪所在，因此瑜珈母法源這個圖騰，是透過上下二個三角形，整合所有脈輪，以及將身心靈調適平衡，為我們帶來陰陽能量的和諧。由於這個圖騰也很像個六邊形，是個非常獨特的結構，如果大家觀察一下自然界中，會發現有許多六角形的結構，像是蜂巢，這個形狀在力學上來說是最省材料、最細緻，也是受力最均勻的結構。另外冰晶、石墨、水晶……等，也經常出現這種特殊的結構。

　　筆者在此放二張不同的瑜珈母法源手法示意圖。由於這屬於比較進階的手法，並且有諸多注意事項與特殊現象，不那麼適合初學的讀者，因此在本書中就不多加著墨。

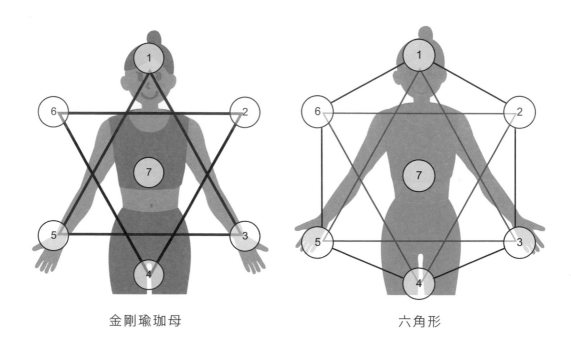

金剛瑜珈母　　　　　　　　　　　　　　六角形

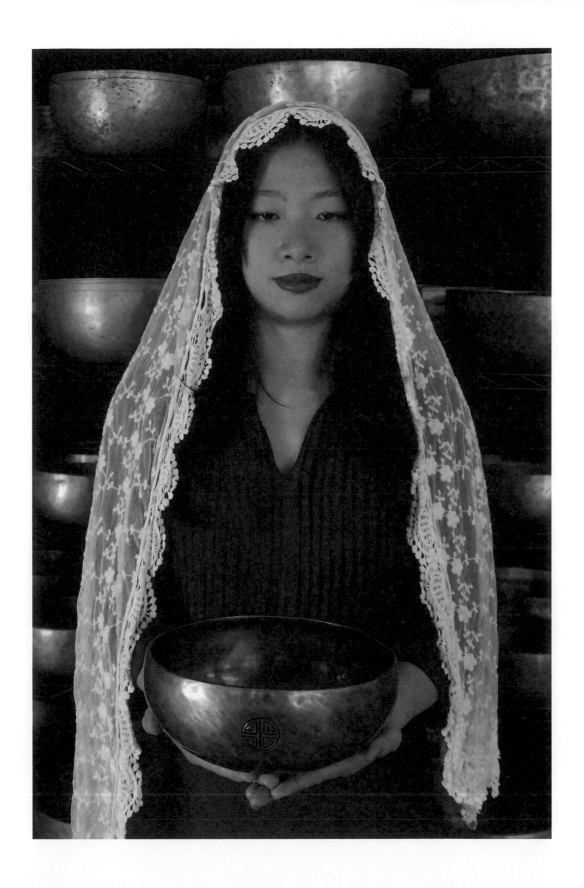

筆記

全身細緻的顫動，總令我傻笑。

第八章　缽療師溝通技巧與療程設計

◎缽療師應有心理素質、職業道德

　　身為一位缽療師，在對個案施作療程時，乃至於在施作前後，尚有許多必須注意的小細節與規範，甚至於可以說，在缽療師與個案初照面的時候，就已經開始在展現其專業素養了。

　　在療程的過程中，難免會和個案有比較深層的對話，或比較感性的互動，有時也免不了要經由一些溝通互動的技巧，讓個案軟化心防或幫助釐清原因，所以筆者認為，身為一位專業的缽療師，除了技術層面的專業之外，還必須要有一些基本的職業道德和心理素養，秉持中正、客觀的立場，才能對個案有所助益。

◆我如明鏡不與沾染

　　缽療師在與個案做任何互動時，有個最基本、最重要的原則：不論與個案是親疏遠近，即使親如家人，缽療師都必須要中正、客觀，並且不過份涉入，將自己當作一面鏡子，讓個案從他的陳述，及自身事件中看見自己的問題，因為缽療師是在幫助個案做覺察，不是在幫人家解決問題。所以也不可以對個案的事件有太多的評判，應該盡量去引導個案解開心結，但不要過度的感同身受，有些缽療師很慈悲，或是因太過關心個案，反而無意間將負面能量、負面情緒往自己身上攬，千萬謹記，自己是幫助對方觀照他們自身盲點與問題的「明鏡」，不起漣漪、不與之沾染，身為療師應有的職業素養，便是不能介入事件之中，最基本該有的職業道德是，要維護個案隱私，切不可與第三者談論個案之事件。

　　每個缽療師手裡都握著一把，能打開心靈的奇妙鑰匙，面對素行不良的個案，可以運用某一層次上的高我去療癒他，也可在互動間或療程中，更深層地打開對方的心房，進而誘發對方生發出，願意自我修正的心念。其實，當個案願意將自己非良性的一面，坦露在缽療師面前並尋求協助，便是一種改變的契機。若只是訴諸於一般強制性手段，如：將家暴者做隔離、吸毒者勒戒等等，就會錯過一次掃去對方心理陰霾的機會，反而有可能使對方負面能量越積越深，不知累積到何時，被某個引爆點所爆發。因此，缽療師要認清，自己為何要成為這樣一個「明鏡」的角色，以及施作銅缽療癒最主要的目的為何。

◆銅缽師應有的態度

在個案決定，要選擇銅缽療法，作為自我療癒的方法時，身為缽療師的你就應展現出該有的專業，許多初出茅廬的缽療師，在與個案應對時都會唯唯諾諾的，其凝聚出的態度就很微弱，療癒效果自然不佳。想要解決這個窘境的話，為自己建立儀式的能量場是很必要的，在一開始從事服務之前，缽療師最好就為自己訂製一套儀式，並重複操作、累積手法經驗，久而行之，儀式會自然凝形出專業，當個案感受到這樣的氛圍，自然會願意把心門打開，透露真心，這樣子療程就能獲得最佳的療效。某方面來說，個案是透過缽療師來療癒、圓滿自己，就像學生透過老師引導來療癒、圓滿自己一般，彼此都是教學相長的。因此缽療師需要學會留心觀察生活，先圓滿了自己，才能圓滿別人。

◎缽療師諮商技巧與諮商流程相關建議

語言是人們習以為常的溝通互動工具，也是在意識層次上的一種狀態，然而銅缽療癒是不需語言的療癒方法，能夠快速進入潛意識或超意識層次，釋放個案心頭盤據已久的糾結。在多次臨床的案例都顯示出，有失眠、心理鬱悶、憂鬱症狀的人，在聽缽之後便能瞬間安定下來，這表示缽音能將身體雜頻消泯掉。語言在使用上，有可能因為彼此認知偏差或會錯意，反而使得對方的煩惱繼續增加，所以在進行利他療癒、雙人療癒時，最好能設法，慢慢鬆開對方原本心頭上的糾結，才會事半功倍；然而，在一開始與個案接觸時，當然免不了還是需要透過言語來破冰、建立彼此的信任感。

◆掌控談話節奏、建立個案信任度

通常來說，都會先從語言諮商開始，來進行和個案的接觸，這與一般坊間的療癒課程相仿，這樣的互動最重要的用意是，建立缽療師與個案之間，相互信任的基礎性談話，語言上的諮詢，也讓缽療師能初步瞭解個案基本背景、需求和狀況，同時也更進一步為個案量身打造適合的療程；並且以聆聽者與旁觀者角度讓個案做傾訴。以上這有二點好處，其一在使個案能放開心中芥蒂、放鬆緊張情緒，其二是從雙方問答及對談中，摸索深層問題所在，這有助缽療師對療癒方法的選擇，也有利於規劃適合個案的缽療內容。

在個案逐漸放下心防的同時，很容易讓彼此間的談話，耽誤到缽療實際施作時間，缽療師本身要有意識的掌握談話節奏，不要任由個案主導話題，造成沒有節制的「聊逾」時間，因此最好能建立一套制式談話流程，幫助自己有效掌控時間與進度。

◆諮商的建議流程

1. 簡單相互介紹、話家常拉近彼此距離。

　　銅缽師與個案之間，彼此不一定認識，但不論是第一次見面，或熟識已久，見面時寒暄一下或話家常，是縮短人際距離最快的方式；也為後續比較深層的交談做良性鋪墊。在初次見面時，雙方可簡短介紹彼此，交流療程所需資訊，也達成療程相關共識。

2. 施作簡易缽療幫助個案進入狀況。

　　在療程前，先施作頭缽或坐姿療法，是要幫對方做意識層次的轉換，同時也讓對方思緒快速放鬆。當缽療師初次接觸個案時，為避免對方覺得緊張、不自在或存有芥蒂，導致警戒心過重，而無法對缽療師敞開心房，全然放鬆的接受療程，因此會建議缽療師，可以先為對方施做頭缽三下或坐姿療法，以幫助接下來的流程能夠進行得更有效率。

　　舉例：頭缽。告知個案先正確坐挺，能量才可以順利上升，並且可以視情況，教個案做些適當的觀想，待說明完畢，再請個案做三次深呼吸，從調息開始做意識上的轉換，缽療師才開始幫個案敲三下頭缽。敲頭缽這個動作，可以使個案思緒和全身的能量場都重新整理。但這裡要注意的是，敲打頭缽時，速度要儘量緩慢，力度要適中，以免聲量太大讓個案覺得刺耳。

3. 表達銅缽師中立而客觀的立場。

　　不論任何的心理諮商或療癒，都涉及到當事人的隱私，缽療諮商也是一樣的道理，沒有建立起足夠信任基礎的個案，往往容易擔心隱私外洩，而無法輕易敞開心房來談心事，在這樣子的情況下對個案沒有幫助，療癒效果也不佳。因此在進行諮商談話前，缽療師務必要清楚表達自己的立場，向對方承諾在此次諮商過程中，所談論的事件，不會連名帶事件的和他人談論向第三人洩漏，尤其不可。

　　並建議缽療師將保密承諾向個案口語陳述三次，表示對後續談話的慎重。與個案之間建立起彼此信任的基礎，這對後續療程的規劃非常必要，就如同催眠時，會先讓對方處於舒適的空間一樣，缽療師明確的表達其立場，幫個案在心裡建立舒適的空間。

　　但有些時候，個案的焦點只放在缽療，不太願意打開心房，與你的溝通都在打模糊戰，這時我們可以請對方口頭保證自己敞開心房，並陳述三次，這樣一來，療程上會更有效率，缽療師比較能直接找到問題所在。也可以請個案做適當的觀想，讓個案感受上更加安心。

缽療師建議語句

　　　諮詢開始前，建議缽療師向個案做下列陳述，並陳述三次，表示對後續談話的慎重以及個案隱私的注重，諮商內容不會向第三人洩漏，亦不會與其他人討論相關事件，增加個案對缽療師的信任度。

　　　缽療師亦可選用自己適用的陳述語句。無硬性規定。

建議語句：

　　　「我 OOO 今天向你承諾(保證......)，今天療癒的(溝通的、談話的......)內容，不會連名帶事件的，向第三人透漏(洩漏、討論......)。」

　　　「我 OOO 將以一片明鏡之姿，照見反射所有事物的發生，且不帶評論與評判。」

　　　遇到個案不太願意打開心房，或不太願意溝通時，可請對方口頭上先做三次保證，讓諮詢過程更有效率，也讓個案較真誠。有益缽療師直接找到問題所在。

　　　「我OOO 願意敞開心房重新檢視自己」

　　　諮詢時，可以請個案「觀想白光/陽光/聖光壟罩」，讓個案感受上能更加舒適與安心。

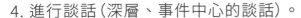

4. 進行談話（深層、事件中心的談話）。

　　在缽療師對個案進行承諾後，諮詢流程上就開始要進入事件的中心。要讓個案能說出這次療癒的主要訴求，缽療師就必須透過有技巧的引導，讓對方能說出原由，並且謹記多聽少說。如果不知怎麼開始切入話題，可以談談最近是否什麼事讓他很煩惱，或是很在意，還是有什麼不舒服的事件，而又爲何這件事會讓他在意、煩惱或不舒服，嘗試讓個案描述自己對事件的感覺，也試著聯想，以往是否也有經歷相同的感受，在問答中去抽絲剝繭，找到問題的核心。

　　有時候對方講著講著，故事偏離了主軸，甚至可能會有些情緒上的波動，這都是很正常的現象，對方陳述時會與過往記憶或是過去經歷、感受做連結，這時候缽療師就要視時間，或內容相關度，必要的話要有終結對方陳述的話術，尤其最重要的是不要被對方的事件和情緒，感染了個案的悲傷、痛苦、快樂、好笑等喜怒哀樂，不要有太多的「感同身受」，也不需要身體的接觸或安撫，如擁抱或拍肩等。

　　在諮詢的過程要時刻記住，自己是片明鏡，缽療師唯有將自己維持在良好的能量狀態，才有能力爲對方進行療癒。若是個案情緒擴大的時候，也是要適度地讓對方發洩，等情緒到達臨界，自然就會反彈然後開始平復下來，對方發洩的過程中不要太壓抑他，亦要保護自身的安全。

5. 談話結束後，規劃適合的療癒方案。

　　在溝通結束後，可視情況詢問個案一些生活問題：「你叫甚麼名字？你在哪裡？正在做甚麼？」，讓個案的注意力和思緒，能慢慢從剛剛諮詢的過程中拉回現實。接下來可跟對方交代，他這樣的狀況和訴求，大致會適合做什麼樣的療癒，來協助化解其心頭憂慮。可視個案的背景和宗教觀，藉由各種宗教的、科學的、生活性的說法，例如說以銅缽正向的能量，協助你穩定情緒、抒解身心壓力等等，盡量明確地讓個案瞭解此次療癒的目標，再開始進行缽療。在這裡需要注意的是，缽療師一開始在接觸到個案時，不論彼此是否熟識，只要是第一次進行療程的個案，最好不要設計太多招式，先盡量以簡單、穩定、固定的敲缽法，讓個案感到安心、安定，也逐漸習慣缽音的頻率和振動。

◎療程相關建議

　　經過諮詢後，缽療師其實已初步掌握到個案的個性與狀況，接下來就能依所瞭解到的資訊，幫個案量身打造，安排適合他的銅缽療程。通常可以先用前面第六章介紹的經絡手法做調理，或是以第七章介紹過的脈輪療法，幫個案做疏通，亦可視個案有特別需求的部分做加強。

　　在缽療手法的調整可參照下列要點：

1. 狀況複雜的個案，剛開始時，可先使用複雜的技法，再進入較單純的技法。
2. 個性急躁的個案，剛開始的敲擊速度可先快一些，讓他逐步適應在療程後段再將速度調慢。
3. 如果缽療師一開始引導的時候，以協助個案調適心情，讓其情緒穩定下來，那先從單純手法開始療程也是可以的。
4. 若是缽療師能依自身能力，了知急躁或狀況複雜的個案，那麼以上準則可視真實情況變通。

◆特殊狀況理療方式

1. 孕婦做療程時，適合採正面躺姿，如此全身的氣血相對順暢，較無氣血往下行的問題；如採坐姿可能會感覺到有股氣力壓在肚子上，而站起來時，肚子則像有股力量往下拉，故孕婦不太適合坐著進行療程。

2. 若個案有頭痛、頭暈等不舒服的狀況，通常是頭氣塞住，這時先從腳開始多敲，以利把頭氣洩掉。

3. 個案若有鼻塞的情形，趴姿可能造成更嚴重的堵塞，建議先採別的姿勢，也可適度利用抱枕，將頭部墊高，以利呼吸。

4. 個案是老人家時，建議先從腳與背面開始療程，將頭氣洩下來，同時也是將過去所累積的不舒服先行排除，通常個案會先感覺到舒暢，之後再針對不舒服的地方加強即可。

5. 一般來說頭部的能量應該要往下走，但現代人生活繁忙，大多數人總是在腦中思考許多事情，導致頭氣較滿需要排除。若個案向你反應敲頭缽會痛，應先瞭解造成他困擾的因素，依不同因素來安排敲缽的位置，若主因是來自家庭，且肩頸肌肉柔軟則敲海底輪等下面脈輪；若主因是工作因素，例如是因工作而造成肩頸僵硬，則敲肩頸。

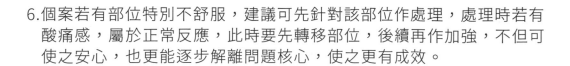

6.個案若有部位特別不舒服,建議可先針對該部位作處理,處理時若有酸痛感,屬於正常反應,此時要先轉移部位,後續再作加強,不但可使之安心,也更能逐步解離問題核心,使之更有成效。

◆療程後的個案照護

　　理療結束後,通常都會讓個案休息一下,再起身恢復日常活動,但有些個案會認為,療癒後睡著太浪費時間,或是趕時間而急著離開,因此缽療師在療程進行前,就必須充份溝通清楚,確保個案留有足夠的時間進行療程,及後續休息,不會因為時間急迫,或怕耽擱後續行程而記掛,並且要讓對方瞭解到,療癒過後的大休息,對身心而言都是很必要的,不要擔心睡著後的事情,也要明白這個休息絕對不是浪費時間的行為,在休息的當下,是給身體重整的契機,透過大休息,不論是否有睡著,都能將能量重組讓潛意識與超意識層次做整合,這也正是身心療癒的精華所在。

　　年輕人缽療後,通常身心壓力釋放掉,都會覺得舒適、好入眠。年長者缽療後,則可能會有疼痛、不舒適感,是因為缽音透過振動長久累積下來的深層傷痛與糾結,類似把傷拔出來,因此才會感到不舒服,稍待一會兒後,這種不適感就會慢慢散掉。也有一種情況是聲波敲在固體內,因為遇到阻塞物,而無法順利將能量傳導發散出來,在體內就會產生疼痛感,待能量聲波慢慢消逝、本身能量、血液循環通暢之後始會好轉。

◆套裝療程的次數

　　筆者建議,一套療程最少是七次起跳,每次療程所間隔的時間越密集越好,最快的施做是一天二次。最久的間隔以一週一次為主原則上不要讓療癒的熱度下降。通常個案經過療癒後,心情都是比較平和、放鬆的,此時可與其討論下次的療程進度,及引導和鼓勵對方有新的想法、新的出發,來幫助個案更加釐清整個療程的效果,而在之後的療程,就不需要再對相同事件做深度討論。

　　讀者們可參考附錄:銅缽個案療癒紀錄表格搭配使用。

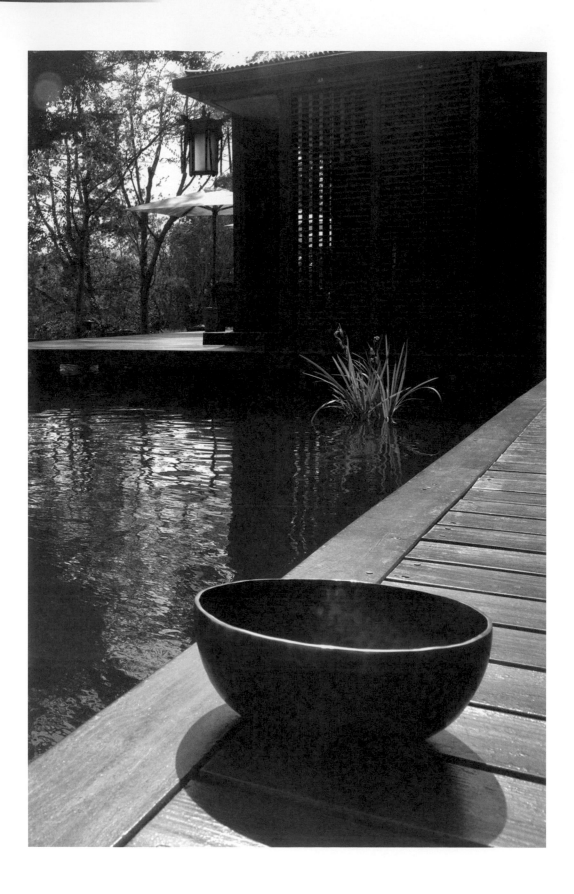

筆記

發呆嗎？好像一切都與我無關，我只是過客。

第九章 缽療 Q&A、新手常見問題

1. Q：如何選購適合自己的好缽？

   A：銅缽是一種樂器，挑選時依購買樂器的邏輯來考量即可，筆者過去為學校的樂隊，所以好的音質一定是一分錢一分貨的。對新手而言，選購銅缽時，只要能把握下述要點，基本上就能挑選到一顆還滿不錯的銅缽了。不然就是選擇信譽良好的賣家。一個好缽可以相伴一輩子，用心選擇，必能受益終身。

2. Q：購買時，有什麼選缽要點嗎？

   A：本書在第一章 缽的文化時提到，選購銅缽時，建議讀者們把握下列原則：1A.材質穩定不染色不掉色、2A.外形極少瑕疵損傷、3A.能輕易磨響、4A.器形周正、5A.厚薄均勻、6A.聲音幽長、7A.震動明顯，8A.如果還能選購到多人手工鍛造的缽，當然更好囉。這 8A 標準，只要能符合其中幾項就是滿不錯的缽了。購買銅缽時，最重要的是要依自己的需求來選購，挑選重量、形狀稱手，且音色能讓自己發自內心喜愛的缽，最好能夠現場聆聽、試敲。一般理療用途的話，可選 1.5～3.0 公斤左右的比較適宜。

3. Q：要選現代缽好還是老缽好？

   A：現代缽和老缽的差異，通常是差在製程工匠與材料，現代缽的材料主要是以銅為主，通常多為機器製做或鑄造，少部份有手工打造的現代缽。而在傳統上，老缽打造時會放入金、銀、銅、鐵、錫、鉛、鋁或汞等七種金屬(視每個地區或多或少會有所增減)，以手工打造而成，經過手工千錘百煉的老缽，音色上當然比較圓融、渾厚而綿長，也較具穿透力，如果工匠手藝越優良，那麼銅缽音色自然就有更好的表現。

   但現在市面上的老缽品質良莠不齊，也有很多商人將現代缽以仿造作舊的加工後來宣稱是老缽，所以想要買到好的老缽真是要看機緣，只要是好品質的現代缽，音色和效果上，有時候反而更甚於有瑕玼的老缽。

4. Q：機器缽和手工缽差別在哪？

A：在外觀上來說，機器缽的內緣會比較平整、光滑而均勻，手工缽則因為反覆捶打，而使得表面有些厚薄不一，或是捶打的痕跡。而在音色上的表現來說，機器缽可能會在嗡音的餘韻中，隱約有不和諧雜音或聲音震動短暫，手工缽則是經過多次的捶打，聲音的共振更滑順，所以缽音相較之下，就顯得圓融、渾厚且攸揚。

5. Q：不同產地的缽會有差別嗎？

A：不同的產地，工匠製做方式和技藝上，一定會有所差別，甚至相同的材料，也會有些許差異，每種缽都有自己的特色。但大致上來說，只要多敲多聽多看，依之前教過的原則，來挑選適合自己的缽即可。

6. Q：缽要買大的好，還是買小的好？

A：初學者的話，若是預算有限，筆者建議購買大缽，功能較多，而且還有磨缽靜心，執行個人療癒的功能。若有預算或是療法需求再添購小缽或其它尺寸的缽就好。

7. Q：缽的大小在哪些方面有影響？

A：大缽重量較重，所以在音色的共振表現上較好、較綿長，同時將音波傳導給人體時也較深入，適合身體層的缽療，小缽音色在相比之下較清脆，適合小小孩及動物，共振較輕，而且可以擔任 Yantra 符號、圖騰，手持缽的角色，適合心靈層次的缽療。但由於各有其用處，都有其助益，所以沒有絕對的好壞。

8. Q：要學缽的話會需要那些配備？

A：最基本的當然是要有個稱手的好銅缽，以及好拿好握的敲棒，市面上有些敲棒做得五顏六色，其實只是美觀，功能和所敲出來的音色大同小異。有些缽棒的木柄是素面的，拿著就較容易滑手，有些木柄有環狀刻紋，或是一些形狀的雕刻，拿起來比較好握好施力。
磨棒則依原理，是利用磨擦產生出缽音，故而磨擦係數越高，阻力越大越能輕鬆產出聲響。如果可以的話，最好還能有個缽的墊子、缽的止滑墊，預防磨擦缽底造成刮痕，另外，吸缽器是療程時空手不容易拿穩，這時候就能借助吸缽器，讓缽輕鬆的被牢牢掌控。

9. Q：我要有幾個缽才夠用？

A：單純做自我療癒的初學者，基本的一個大缽，就足夠大多數的用途。如果想要嘗試多缽療法，或有意成為專業缽療師的話，至少有三個不同尺寸的缽，算是比較基本的配備，比較完整的一套缽，會建議在八個缽比較適當。或可視個人喜好和財力，購置某些專用缽，比方說一套七脈輪缽、行星缽、月亮缽、靈根缽、音律缽等。

10. Q：缽要怎麼保養？

A：銅缽為古代的食器與樂器，其日常保養只要以擰乾的微溼布擦拭表面灰塵，再用乾布擦一次即可。平時避免放置潮溼之處。如果偶爾想要讓它曬曬太陽也可以，但要注意不可曝曬在烈日之下。可依保養黃銅樂器的模式。(可參照第二章 缽的保養與淨化中的介紹)

11. Q：我的缽可以借給別人用嗎？

A：銅缽本身是中性的，也不會有記憶功能或是認主人，所敲出的音及成效，完全視缽療師本身功力而定，要借給別人用當然沒有問題，不會對銅缽造成任何減損。但有的人只是出於個人喜好，不喜歡與他人共用，或視其缽為專屬的冥想用具。這樣的話，平常可以使用自己專屬的缽，如果需要借給他人使用，或是幫別人做療癒的時候，再準備一套缽。

12. Q：銅缽要怎麼淨化？

A：銅缽不用特別做什麼淨化，有些人比較在意，或是比較講究的話，可以把缽倒置後敲三下，象徵把裡面的負能量倒掉，也可為自己的愛缽設計一套淨化儀式，如：焚香、曬太陽、唱頌、用精油為缽做淨化等等，可視個人的使用習慣、創意以及喜好自由發揮。(可參照第二章 缽的保養與淨化中的介紹)

13. Q：敲缽有什麼好處？

A：敲缽的好處有很多，像是促進氣血循環、提昇身體微循環、抒解身心壓力、提昇專注力、改善大腦退化、增進睡眠品質、靜心冥想修煉等，在第四章 缽的科學、醫學、哲學中已有詳細介紹。讀者們可參照該章內容。

14. Q：為何缽音能讓人快速入睡？

A：因為缽音能將我們平常焦躁的腦波，快速轉化成平靜放鬆的腦波，所以敲缽之後，不但能快速入睡，而且睡眠品質也會大幅提昇。在第五章 生活中的缽療應用中，有銅缽與睡眠相關的文章，讀者們可參照該章內容。

15. Q：麻瓜要怎麼感受銅缽的效力？

A：銅缽的音頻本身就能帶給人平靜和感動，並不是擁有特殊感知力的人，才能感受銅缽的效力和好處。在筆者的經驗，以及本書的分享案例中有很多都是從未接觸過銅缽的人，或是只相信科學和證據的人，聽了缽音後，都會給筆者很正向的回饋，所以即使是麻瓜或是一般人，只要願意用心聆聽，一定也會被缽音所感染。(可參考第十章 學員心得分享)

16. Q：缽的聲音只有嗡音嗎？

A：銅缽不論大小，所敲出的缽音都是不同頻率的嗡音，嗡音是宇宙原音，只是會因造型、大小、材質而有音色上的差異，比方有的比較清脆，有的比較沉穩，但所發出的缽音都是嗡音。

17. Q：既然單缽就能施作，為什麼還要使用多缽？

A：單缽施作是缽療基本功，在進階和延伸變化的部份就是多缽，並且單缽和多缽在施作效果上，多缽的共振感受會比較深，而且療癒手法的多元性也可給人不一樣的能量(像吃不一樣的菜色一樣)，但是單缽的療癒有不可替代的自我修習，故單缽和多缽各有其優缺點，有各自的獨特之處。

18. Q：我們可以自己創造缽的符號圖騰療法嗎？

A：只要缽療基本手法熟練、瞭解施作基本原則與注意事項，讀者可依個人喜好，自由創造自己的符號圖騰療法。
但還是建議多參考古老 Yantra 的運用，因為綿延千年的圖騰，其意義非自創形狀可及。

19. Q：缽療的手法是可以自行變化的嗎？

    A：在本書中，筆者所教授的是基本手法及流程，待缽療基本手法已熟練瞭解施作原則，與相關注意事項，讀者可依當時狀況及需求將各手法混合搭配或是自行變化，沒有硬性規定。熟能生巧，巧而能變化。

20. Q：爲什麼敲缽前都要先調息？

    A：呼吸能調節我們的神經和腦波，敲缽前的調息，目的是爲了讓我們放鬆下來，同時也是意識轉換的橋樑。唯有放下紛雜的思緒和緊張，全然的放鬆，進行缽療時才容易和缽音共鳴，因此別小看這幾個呼吸的功夫。

21. Q：爲什麼會說學缽要先學靜心？

    A：銅缽最大的好處，就是幫我們調節健康及轉化腦波，當焦躁的腦波轉變成放鬆的腦波時，頭腦思緒清晰，感知力會更細緻，如此不但有利於操作銅缽，對於缽音的共振度及感受度也會提昇，比較容易達到「身心靈合一」的境界。

22. Q：爲什麼學缽要練習呼吸法？

    A：練呼吸法可以淨化氣脈與放鬆身心，以提昇整體生命能量。呼吸法也可以提昇缽療師的內力，敲缽時手感會變好、中氣較足不容易疲累。呼吸本就是療程中一個重要的節奏，很多時候，不單只是要求個案要呼吸調息，缽療師本身的呼吸也要順暢、穩定，才能有足夠的精力進行療程。再者，缽療師本身的思緒如果紛雜、呼吸不穩定，個案也會感受到不和諧的氛圍，無法進入深層的放鬆和休息。所以呼吸法的鍛鍊是非常重要的基本功。

23. Q：爲什麼要做敲缽的節奏練習？

    A：對初學者來說，節奏練習可以幫助訓練手感、穩定敲缽力量，讓身體習慣如何正確施力，及掌控力量。並且敲缽時若想提昇內力，最重要的是我們的核心肌群，核心有力，敲缽的力量就會穩定；核心沒力只是用手腕的力氣敲，發出的缽音振動不夠綿長。所以節奏練習是很好的基本訓練。

24. Q：敲缽的運動傷害是什麼啊？

A：敲缽的動作看似簡單，好像只是輕輕敲一下而已，事實上，如果施力方式不對，單靠關節，不是用核心力量帶動手腕力量敲擊，所敲出的音色容易不穩定，也沒有足夠的穿透力，長久下來手腕很容易因敲擊而受傷。所以對初學者而言，先學習正確的姿勢，和施力方式是非常重要的。

人體肌肉有力的話，會自然呈現出身印的力量，用這股力量來帶動敲擊，就是所謂敲缽的內力。若是想要提昇內力，可以先從靜心和呼吸法來鍛鍊，讀者們可參照第三章缽的靜心冥想與缽療中，關於呼吸法和靜心修習時，不同次第的介紹，活化不容易運動到的深層肌群，和做身印的練習，平日最好也要搭配做些訓練核心肌群的運動(瑜珈稱作鎖印 Bandha)，就是培養內力的方式。

25. Q：敲缽會用到那些核心肌群啊？

A：在我們人體有三個鎖印，分別為根鎖、臍鎖、喉鎖，這些鎖印所指的，大約就是醫學上的骨盆底肌群、核心肌群、胸大胸小肌群及喉嚨周圍的肌肉。我們的身體越有力量的話，手越不費力，磨缽時自然會散發出柔中帶剛的勁道，也就更能靈活運用各種技巧。前述所謂內力和節奏練習，主要就是為了讓這些肌群和鎖印能更加有力而穩定。

註：手感好=丹田有力=核心肌群有力=臍輪有力=臍鎖有力=能量提升=拙火提升=腎氣充足

26. Q：學銅缽和身印有什麼關係啊？

A：銅缽是運用聲波的共振，讓我們氣血活絡暢通，當肌肉有力、氣血充足的時候，腦神經的傳導能力相對的也會變好，讓我們情緒穩定、思緒清晰，更進一步的是產生愉悅和舒適的感受，身印可以說，是身體運作機制完美運行時所呈現的結果，在身體各方面條件都俱足後，所自然生發出來的，同時也象徵，鍛鍊來到了一定的水準和穩定度。

在還沒產生身印時，可以運用銅缽幫助身體做疏通和提昇，也可運用身印的練習，轉變身體層次的感知，如果把身印，和所達到的心靈層次，當成是一個目標的話，那麼銅缽就可視為是輔助的工具，兩者之間其實是密不可分的。

27. Q：爲什麼學缽要從自我療癒做起？

　　A：因爲在自我療癒的過程中，學員可以瞭解更深層的自己，這也是一個將自己身心再歸零、重新整理的過程，從中就會發覺，鬆開心中糾結的關鍵核心。即便心中沒特別糾結的事物，這樣自我療癒的過程，也能讓你變得更加寧靜喜悅。最重要的是，自己必須先有所體驗，才知道怎麼把銅缽的好分享給他人。幫個案做療癒時，方能更理解個案的需求，有利針對其問題，規劃適當的療程，因此自我療癒，是學缽時不可或缺的基本功之一。

28. Q：銅缽疏通體內瘀滯的原理是什麼？

　　A：讀者們可以參照，在本書缽的醫學章節中，筆者提過的血球實驗來理解，在敲缽前，血球都呈黏滯的豬大腸樣，但敲缽後，血球們受到缽音的共振，開始分開並變得顆顆圓潤，像是飽滿有活力的樣子。

　　　這是爲什麼呢？因爲銅缽運用缽音的振動，幫助活化氣血，在這樣的過程中，提昇了人體新陳代謝，原本體內瘀滯的氣，或是體內代謝的廢物，就隨之流動起來，不同缽療手法中的路徑和順序，則爲體內氣血的運作引導方向，當氣血運作起來，就會開始幫身體做疏通，這也就是聲波療法的原理。所以若是有人作完缽療後有瘀青的現象，也實屬正常範圍。身體就是要疏通，一疏通，什麼毛病都沒了。

29. Q：敲缽時，怎麼知道哪邊有堵塞呢？

　　A：由於每個人的脾氣、體質、生活環境與習慣各不相同，堵塞的地方也會因人而異，就好比有些小事有的人會生氣，有的人卻完全不在意一樣，每個人的徵結點不同。但現代人也有通病，換句話說，大家阻塞的大同小異，所以銅缽療法裡的手法，就是針對這些不同通病做通調，比方說肩頸酸痛是很常見的，放鬆下來人馬上就舒服了。當然，如想更進一步，或是更細緻的來處理，就需視個案需求及狀況，做細節調整，這也是考驗缽療師本身功力之所在。

30. Q：怎樣選擇適合的療程？

A：療程的規劃上，應該視個案需求因人而異，沒有一定的制式流程，但可參照本書中所介紹的各種技法做搭配，或是做主題式的規劃與個案做討論，比方說，想針對情緒問題做改善，還是以經絡爲主軸來施作。並在選定主要施作方式後，與個案做充份溝通，例如：所需時間、會觸碰到的部位、療程流程的解說等等，這樣對個案較有助益。

31. Q：缽療的療程可以單純只是美容抒壓嗎？

A：當然可以啊，銅缽可以促進氣血循環，不一定非要施作療程才能敲缽，單純敲缽或是聽缽音都是很好的抒壓方法，只做頭面部美容拉提也是很好的使用方式，敲缽很自由很彈性，只要遵照注意事項即可，缽療 SOP 只是給初學者的建議，沒有強制規定療程一定要做那些手法。

32. Q：缽療的經絡運用是否要有中醫相關背景才能幫別人施作？

A：本書中所介紹的經絡療法，有列出明確的步驟、位置和施作方式，讀者只要依序操作即可，此療法僅是依經絡路線，以缽音做梳理、活絡氣血，不代表任何醫療行爲，因此沒有中醫相關背景也沒關係，但缽療師本身，如果能對中醫，或經絡相關知識有所瞭解的話，在施作上自然能更加得心應手。

33. Q：療程內容如何做主題式規劃？

A：通常在事前的諮商和規劃中，缽療師就已對個案的需求有所瞭解，所以主題式規劃的要點，主要是視個案需求，選擇適合的療法，參照諮商時所獲得的訊息，初步判斷一下，個案的訴求是由於生活中哪些可能性影響，再決定所要採用的療法，也可以做手法的混合搭配，沒有硬性規定。比方說，這個狀況可以用淋巴療法幫助做疏通，但也可以用某經絡療法來做梳理，此時缽療師就可視實際狀況做決定又或者，施作前就先和個案討論好，決定所要採用的療法，再以此爲基礎做延伸變化。

34. Q：學銅缽有信仰限制嗎？

 A：雖然說銅缽是出家人常見的生活器具，但時至今日，我們可看見北歐極簡風格中，有類似的金屬擺件，或是藝術節中的一種樂器、放置物品的器皿。使用上也沒有特別的限制，任何人都可以學習，同時也由於缽音能幫助快速轉換腦波，加上銅缽簡單易學，只要輕輕敲一下缽，就能讓好的大腦神經傳導物質分泌，所以也是千百年來，各門派的修行者所愛用的工具。如果有人有信仰疑慮，不用勉強沒關係，但可向他解說，以開放的心胸看待銅缽，是個輕敲就能享受優美樂音的黃銅樂器。

35. Q：如果熟識的人委託做個案，會不會不容易溝通？

 A：這要視缽療師本身特質和價值觀而定，有些時候，面對熟識的人自己的立場難免有失客觀，或是有什麼不方便介入的原因。也可能有些個案心中總是覺得，外來的和尚比較會敲鐘，熟識的人說什麼是聽不進去的又或許有些比較隱私的事，無法敞開心房向熟識的人吐露。

 為避免這情況影響療程效果，缽療師可事先提出一些建議參考方向，並視當事人的態度做評估，如果個案的接受度和配合度良好就可繼續進行療程，如果缽療師覺得，自己可能無法將個案情緒安撫得很好，或是立場上可能無法中立、超然的話，最好和個案討論，看看是否考慮請別的缽療師協助進行療程，這樣對雙方都比較好。

36. Q：既然缽音能提昇睡眠品質，那睡前可以敲缽嗎？

 A：敲缽可以幫助快速放鬆，讓人好入睡，所以睡前想敲缽的話，當然可以。有些人睡前思緒繁多、或是比較容易頭痛，睡前敲敲缽，做些身體療癒是很有幫助的，敲缽時，微循環會進行全身清理，讓全身氣血運作順暢，自然比較好入睡。但是切記，不是每個人都適合在睡前敲"頭缽"喔！

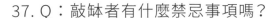

37. Q：敲缽者有什麼禁忌事項嗎？

　　A：敲缽雖然沒有什麼特殊禁忌，但筆者有些建議，供給各位讀者做參考。因爲敲缽的動作看起來雖然輕鬆，但其實是需要核心發力，也需要很好的專注力，所以最好在過度疲累、過飽、過飢、精神過差、情緒不穩定等狀況時，避免敲缽，尤其是幫別人施作時，等休息足夠了或是精神狀況比較好的時候，再敲缽比較適宜。

38. Q：哪些人不適合被敲缽？

　　A：雖然對一般大眾來說，想要學缽、敲缽都可以，沒有什麼特別的禁忌但有些人狀況比較特殊，筆者還是會建議有下列狀況的話先不要敲缽：

　　　1.孕婦：只要確認懷孕的話，不分孕期，建議特定部位(如：腹部)，都不要施做缽療，避免造成氣血過度活絡或是宮縮。可以放身邊聽缽音，但不要直接放身上，或者是視個案身體狀況，施作身體遠端如腳等部位。

　　　2.一歲以下幼兒：由於幼兒的能量場很細微且純淨，最好一歲以前先讓其自然成長，盡量不要用外在工具影響他，如果想對幼兒用缽的話，不可直接放身上施作，但可以放在身旁感受音律。

　　　3.癌症：癌症算是一種瘀滯，如果只是針對靜心及睡眠，或是美容及 SPA，那麼讀者也無需過度擔心。如需治療，請尋求正統醫學診治以免耽誤病情。

39. Q：哪些人會需要敲缽、做缽療？

　　A：除了上述不適合敲缽的人之外，只要是對缽有興趣、想放鬆身心、抒壓、疏通氣血循環、增加腦內啡，或是上班久坐腰背酸痛的上班族、提昇運動表現的運動員等等，不分男女老少、不分信仰，都可以敲缽、做缽療。

40. Q：缽療對很多狀況都能有效改善，那能用缽療來治病嗎？

   A：銅缽療法不代表任何醫療行為，只是聆聽美妙的缽音，協助放鬆身心、活絡氣血、抒解身心壓力。也不宣稱有任何療效或功效，有疾病請找專業醫師診治。

41. Q：為什麼缽療會有建議的 SOP？

   A：缽療 SOP 只是筆者匯集基本注意事項編成流程，以利於初學者學習和熟悉，每個人在學缽的過程，隨著操作日益熟練，會漸漸發現有些步驟可能尚可微調，或是想自行設計一些步驟，更符合自己的需求和習慣，所以本書所列的缽療 SOP，只是一個初學時的基礎，建議讀者們可以在熟悉後，自行變化出適合自己的缽療 SOP。

42. Q：缽療有什麼禁忌事項嗎？

   A：若是個案精神不佳、意識不清、過疲、過飽、過飢、情緒不穩定、過度緊張、重病，或有任何不穩定的狀況時，都不建議施作。缽療師在事前的溝通，需先明確表示，缽療主要是幫助身心放鬆、做抒壓、活絡氣血，不可宣稱以缽療治病，亦不得宣稱有任何療效。施作場地需安靜、安全，溫度適宜，不會讓個案受到打擾或驚嚇為原則，施作過程要注意保暖及個案隱私的維護。

43. Q：現在很多銅缽上面有精美的雕刻，這種缽也可拿來做缽療嗎？

   A：其實銅缽本身就是精美的工藝品，近代為了迎合市場喜好，開始有些特定形制的缽款，比如：缽身上會雕刻梵文、佛音、佛像，或是在缽體雕刻一些特殊圖騰。每個缽療師都有各自的喜好，如要選用這類型的缽也可以，只要缽音音色良好、操作上順手的缽，都能選用。

   大部份購置特殊的雕刻缽後，並不會拿來實際施作，可能只是當藝術品收藏，或是儀式使用，因為越多的雕刻銅缽的泛音就會越短。

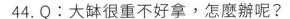

44. Q：大缽很重不好拿，怎麼辦呢？

　　A：大缽的功用主要是用來做身體療癒，並非長時間握持，若是手持缽的部份，通常也是選用較小的缽，視缽療師對療程的需求而定。所以大缽不可一直拿著，若是有多種療法施作，最少準備三個缽。

45. Q：爲何老缽可以煮食，現代缽只能當音療工具？

　　A：原本老缽就是山裡居民用來儲存食物的工具，甚至是烹煮的器皿所以古老的時候，人們習慣把老缽當成鍋子使用。但隨著生活的便利，各種鍋具、電器，因應時代而生。現在人已經不再用缽做鍋具和盛具了。

　　演變至今，現代缽因製程的關係，不再是純粹的金屬，因此只適合當樂器或是音療工具。就以缽療來說的話，無論是老缽還是現代缽都是很好的工具，保存得宜的老缽，無論是音色還是效果，對人體的共振度上，與現代缽不分上下，只要用得順手就是好缽。

46. Q：銅缽可以搭配其它工具，或是自然療法一起使用嗎？

　　A：當然可以啊。銅缽因爲操作簡便，所以很容易和其它方法結合使用，也很適合做爲課程或療程中的一項元素；比方說，SPA美容療程、抒壓療程，或是芳香療法中，將原本的按摩手技加入一部份缽的施作，豐富顧客的感受。也可以將銅缽設計成課程的一部份，比方說靜心課程或抒壓、催眠類課程也都很適合搭配銅缽，讀者們可依個人創意和所學，搭配使用，都是很棒的做法。

47. Q：銅缽可以每天施作嗎？

　　A：原則上銅缽的使用沒有特殊限制，可以每天使用，也沒有什麼副作用，跟樂器一樣大家可以依個人能力與需求，設定每日的定課也不一定每天都要施作完整療程，可以設計簡單的幾個步驟，在工作繁忙時隨手敲上幾下，用短短幾分鐘滋養身心也是很好的方法。(見第三章)

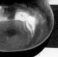

48. Q：銅缽的能量會消耗完嗎？銅缽會有使用年限嗎？

A：銅缽本身是透過敲擊引發振動的音波，來傳遞頻率，所以無所謂能量的消耗與補充。而缽音的穿透力、音色好壞，視敲缽者的功力與技術，最重要還有缽本身的缽況是否良好。

如果敲缽的功力好，音波自然有較深層的穿透力。而且銅缽不是消耗品，無使用年限或保存期的限制，只要平日好好保養，保存狀況好，就可以使用很久，甚至有些老缽在代代相傳後，缽況仍歷久彌新。

49. Q：銅缽練習的最終目的？

A：銅缽是一種藉由音樂活化大腦的樂器，人在老化的過程中，會因為大腦的退化而產生諸多煩惱。瑜珈 5000～7000 年的傳承中，便是宣導一種方式，讓我們可以活得輕鬆快樂些。
銅缽，只是諸多工具的其中一項，也是筆者多年的教學經驗當中，針對一般大眾及長期精進的人，都適用且效果顯著的。

若是說銅缽修煉最終希望帶給我們甚麼，那大概就是快樂。
一種揚升能量而自然獲得的滿足。

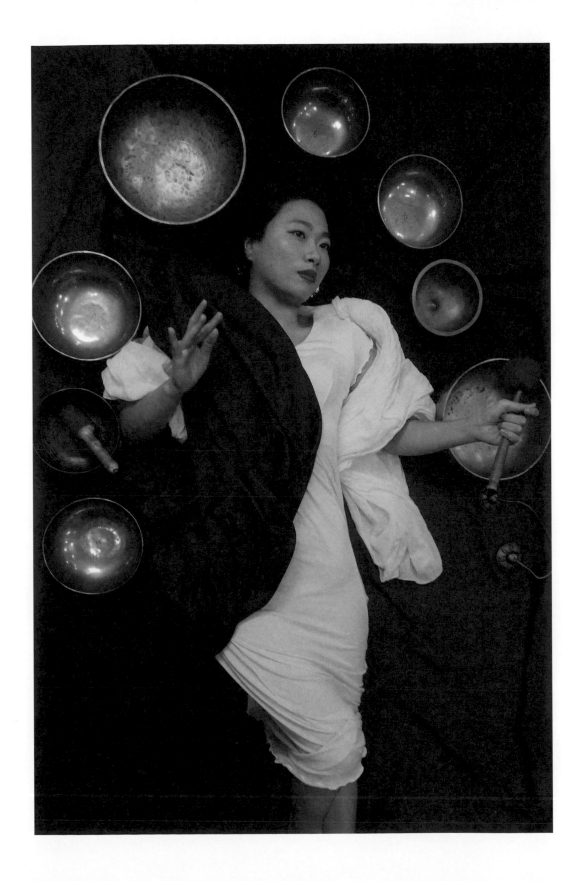

筆記

心臟的律動，身體仍記得美味的食物，無奈我還不能去吃。

第十章　學員心得與經驗分享

學員1

因緣際會在姐姐介紹之下，得知原來缽也是個療癒的工具。剛開始我的操作物件是我先生，沒想到 7 歲的兒子在一旁觀摩，不到 10 分鐘竟也跟著沉沉的睡去，我大喜！因為我兒子超級好動，是個一說到要睡覺就會流淚的孩子，沒想到缽這麼神奇。

藉由兒子的反應，我找上有睡眠障礙的媽媽和親戚，都是多年來長期失眠的患者，都得靠藥物才能入睡，過程中我不告訴她們會有什麼反應以免產生暗示，但我發現他們體會缽療過後的大概的反應都是，一就是情緒的起伏變小了，變的比較平靜了(躁鬱和憂鬱的人最是為明顯)，二就是本不容易入睡的變的可以自己睡著，本睡不熟的可以拉長睡眠時間，就這一些互動分享過後讓我越來越有信心。

缽的療癒不分男女老少，不論是否有身心靈基礎的人都能產生立即的效果和共鳴，這讓我很是興奮。

學員2

在課堂上瞭解銅缽是很貼近身心的一套工具，在操作臉部回春術時發現，缽真的很科學很有趣，藉由缽的振頻和身體的水份，立刻讓同學臉上的法令紋減少；而感受最深的是缽帶領我快速進入靜心狀態，平常自己在家靜心，不容易進入深層的狀態，但課堂中練習 Kiirtan 舞蹈伸展後配合 Pranayama 呼吸法加上敲缽，身體很快定靜下來，頭腦的思緒不再紛亂，在課後的一個月裡持續練習，覺察自己在工作時思緒變得清晰，處理繁雜的事情也不容易焦躁，感受到身體愈來愈放鬆，失眠的頻率也減少許多，雖然持續著大夜班的工作，朋友們都覺得我的精神和氣色維持不錯，繼續在療癒的路上前進，謝謝老師的教導和同學們的陪伴。Namaste!

學員3

老師在課堂上第一次使用缽讓同學體驗，沒想到我竟然哭了，而且哭得莫名其妙，又沒有什麼事讓我傷心，可是眼淚卻不由自主地流了下來，讓我覺得很驚訝；陸續在課堂上的一兩次課也一樣會流眼淚，可是流完眼淚之後總是很放鬆，有一種說不出來的感覺。

每次不管是自己敲自己，或是被別人敲缽，亦或是聽銅缽，感覺全

身很放鬆，很容易進入靜坐模式，身心靈得到全面的解放，同時更是在修復及療癒身心靈；不過如想要有成效，唯一法門還是要不斷學習、練習及體驗，透過常常與缽相處用心體會，就可慢慢漸入佳境。

學員4

在第一次的基本、進階課程裡，我一次也沒睡著，一直清醒著感受這種放鬆與平靜、認真感受身體，聆聽周遭的缽音，尤其是在大衛星陣中，我彷彿從這個世界被抽離，進入外太空，環繞的缽音好迷幻，我太喜歡了！感覺脊椎不停地慢慢伸長再伸長，還有一次，我的嘴角像被電波拉皮一樣不由自主的上揚，即使缽音已經結束，它還是持續上揚，真的是太奇妙了！老師說我一定是某個地方被打開了，是很好的現象！

感謝老師及一起上課的同學們，感謝銅缽們，感謝週遭的一切，Namaskar!

學員5

在初階的課程，老師深入淺出的介紹了銅缽的由來與功能，及配合脈輪的不同敲擊方式，課後對長輩及親友正向的練習成果，讓我對銅缽的熱情更上一層而投入進階的課程。

老師說複雜的心靈要用複雜的技法；越穩定的心靈要用越簡單的方法。銅缽是一種減法，減去心靈的壓力與負面的情緒，讓心純淨簡單。

銅缽有多神奇？我想說的是如果你沒有親身體驗過，別人說的再多再好也只不過是別人說。有時候你沒有感覺，並不代表沒有發生過。缽對我而言，在很多字面上的表達和文意是沒有辦法去解釋的。就因為如此所以更需要去體驗去感受。

學員6

對於銅缽從科學、醫學、哲學等方面，及對自我療癒和敲缽手法有更深的認識外，發現對於銅缽與自己是如此地靠近，不僅是身體上的舒緩、自我療癒，心靈上更是可以得到一般時刻所接觸不到的平靜。上課的過程中，腦中的思緒一天比一天明確，心裡有著非常安定的舒適感，課堂上透過同學與老師的針對課題探討互動中，更是啟發了不同的邏輯思考方式及心念，進而更瞭解自己，非常受用。上課後，不僅可以針對自己的身體及心靈定時進行清理及療癒，複習課堂的過程中，也會不斷

提醒自己該用什麼心態去面對生活周遭的一切。心理平靜，身體也會慢慢健康，真的很推薦西藏銅缽融入自己生活中，也感謝老師帶給我們這麼棒的課程，謝謝。

學員7

現在如果問我覺得缽是什麼？我會說它是幫助我提昇靈性的好夥伴。初階課程裡讓我最難忘的是一套靜坐法(呼吸+銅缽+靜坐)，當我坐好了，也戴上了頭缽，伸手去拿了缽棒後，完全沒有想要將手抬起來的感覺，就這樣感覺自己完全靜止了。沒有任何的思緒，感覺自己像是在另外一個空間，非常的平靜與舒服，完全處於當下。就這樣也不知持續了多久，這真的是一個非常難得的體驗。在課程中體驗了銅缽神奇的能量，感謝老師用心的指導。

～祝福大家平安喜樂～

學員8

老師告訴我們被施作的學生會不小心掉入洞裡，剛開始不太明白跟相信怎麼可能之類的回答，在我腦裡不停的繞著，直到開始操作了我慢慢的掉入深坑，等到我醒過來的時候才發現，天啊我睡著了。過程中會讓我陶醉在缽的聲音，讓人感覺像是被一團軟軟的棉花，包圍在我的周圍，簡單的聲音卻有說不出的奢華的感覺。

學員9

這兩天的課程，從認識它、了解它為什麼對人體會有影響再到實際操作，都有著很新的體驗與學習。從課程中了解到，缽原來可以這麼親近人的生活。在磨缽與敲缽的過程中，會發現這看似簡單的動作，也是需要多多練習，才能有足夠的穩定度，在多次經驗中能找到如何施力及角度，該怎麼磨才不會有彈跳音，在多次經驗中能抓住敲缽的力道及位子，穩定的敲、磨也能讓自己的心境更平靜放鬆。

學員10

老師開始讓我們把缽分別放在自己與別人的身體上做敲缽，我認為敲頭缽很特別，最初覺得把缽放在頭上蠻奇特的，但實際上持續敲缽一段時間，並仔細聆聽缽的聲波後，大腦就會逐漸開始放空，心靈頓時也會覺得非常平靜，而有些人在敲完頭缽後，會感到頭痛或是頭麻，原來是因為缽的振頻傳遞到腦部，使得血液快速流通，老師也會邊以科學的

角度，和我們解釋缽療的原理與功效，實在是非常有趣。

不同的敲缽手法也會帶來不同的功效，輪到我體驗被敲缽的時候，尤其是當把缽放在關節處敲時，會覺得很麻很舒服，同時靜靜的聆聽著缽的聲音後，大腦也漸漸的放空，整體來說是個很特別的體驗！

學員11

銅缽可以快速調整一個人的頻率，上課當天很多人在進行敲缽後，就一直跑廁所和非常口渴的一直喝水，我的反應除了極度口渴外，還有很害羞的想放屁。以科學實做的方法，讓大家瞭解頌缽的科學原理，及教大家進行完整的銅缽療癒後，老師就讓學生自己親自做個體驗。老師開始進行銅缽音療後，銅缽的震頻瞬間傳送到我全身，我覺得自己像被釘住一樣，完全無法動，直接進入深沉的睡眠狀態。缽療前後種種的變化，開啟了大家對銅缽的興趣。從單純磨缽、敲缽、到蝴蝶缽各種體驗都讓人覺得很有趣，也是難得可貴的經驗。

學員12

第一次接觸銅缽的課程，原本以為會有太多的宗教色彩，但經過兩天的課程之後，發現老師用比較科學，也淺顯易懂的方式，讓大家可以了解關於銅缽的內容。課程中老師提到，許多的精神疾病都是從睡不好開始的，而大腦是用則進，廢則退，且大腦非常喜歡音樂，這讓我開始思考好像真的就像老師說的這麼一回事，通常只要沒睡好，就會開始有躁鬱的症狀，且平常聽聽音樂，就會覺得心情變得很舒暢。

學員13

這次上完銅缽課程後，主要讓我對銅缽有初步的認識，老師介紹了銅缽的原理、製作方式、實際個案、經驗分享，以及實際幫同事使用銅缽操作療程，兩天的課程內容都是初體驗，很特別的體驗。

學員14

原來敲缽可以使人這麼的放鬆，甚至達到心靈很平靜的效果。覺得趴著把缽放在身上敲真的很舒服，很放鬆，心裡也覺得很平靜，放鬆到真的會很想睡快睡著的感覺。

學員15

我最喜歡的是滑缽的方式體驗,他是最能直接帶給身體強烈感受,缽滑過的地方周圍都能感覺到微微的震動,帶來的酥麻感也挺舒服的,後面的放鬆休息也好像在給身體補充能量,清醒後身體舒暢,心情也著實愉快。第一天做臉部頌缽時,覺得挺神奇的,竟然不到 20 分鐘,只是透過頌缽發出的音波,就能讓臉變小,也有人說皮膚也變好了,大家都嘖嘖稱奇,也想快點把另一邊臉做完。

很幸運能體驗到銅缽課程,兩天課程下來,感受真的不是用言語可以說明的,只有自己體會深入其境才能悟出其道理。銅缽缽音能帶人到達極度放鬆的境界,藉由聲音和震動讓人舒緩;放大身體給你的每個感受,最後休息的 3~5 分,好好享受。

對缽也完全改觀,並不是印象中和宗教相關,比較像療癒、舒緩身心靈的感覺,覺得身心靈被淨化,是參加了一場身心靈的饗宴。

學員16

銅缽可以極快速的調整一個人,讓我們進入腦波深層,活動當天很多人在進行敲缽靜心完後,就一直跑廁所和非常想睡覺,我的反應也是跑廁所、跟很想睡,可是很神奇的是,一敲完被叫醒就可以馬上進入狀況,不會有頭很沉,醒不來的感覺。

在開始進行銅缽音療後,頌缽的震頻傳送到全身,很快就可以進入深沉的靜心狀態,銅缽頻率傳到身體的每個部位,像進入一個寧靜悠遠的時空一般。在幫別人進行療癒時,也覺得自己被療癒,心情很平靜。銅缽的手法非常輕柔而沉穩,讓人幾乎是沒有防備地,讓銅缽的振動,從身體周圍、頭頂、身體、筋絡,以及各種不同地方,穩穩地進入身體裡,真的是一個很特別的課程。

學員17

老實說其實一開始的時候,真的是半信半疑的狀態在上課,從一開始的敲缽、磨缽看起來老師的動作非常輕鬆,但到了實際使用的時候,就明白真的沒有想像的那麼輕鬆。後來真的可以體會到這個課程中帶來影響,包括老師上課的感覺、實做體驗的感受、以及理論中所闡述的知識,都被自己吸收了,每次實做完,也聽到了每個同學的感想,原來每個人對於同一種體驗的感覺,是如此的不同,真的只能用不可思議來形容。

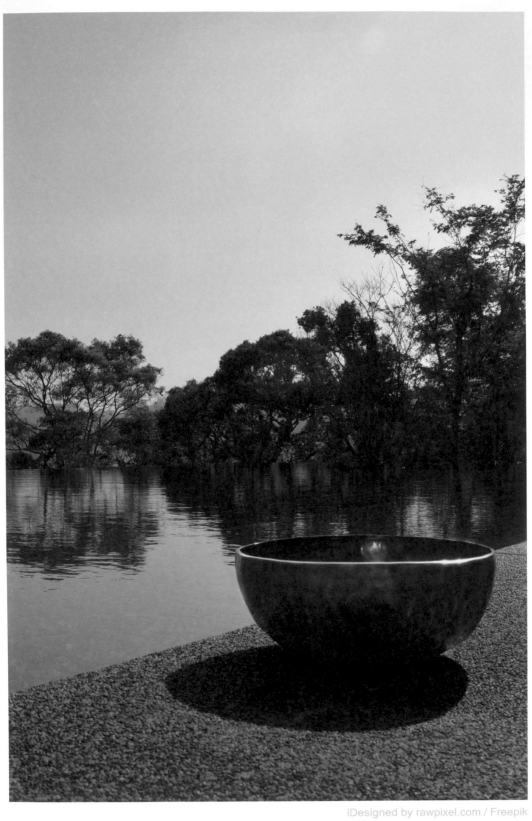

筆記

終於可以開動了！我念念不忘的高我，總是在當下等我走入。

附錄

冥想的 26 個經過科學證明的超人益處

本文擷取網路文章 https://kknews.cc/zh-tw/science/pegrx2z.html

　　本文主要是想展開冥想的好處，如果大家了解了這些益處，就應該有更強的動機和意願去堅持，冥想是要長期堅持才會效果顯著。在社會心理學家 Daniel Goleman "破壞性情緒管理"書中，他敘述了他第一次對冥想者進行的科學實驗，在參與的科學家當中，還有一個精神學家 Richie Davidson，還有世界研究情緒的先驅者之一的 Paul Ekman。

　　他們對 Lama Oser（奧瑟），一位超過 30 年冥想經歷的喇嘛進行了研究且對其作出了各種參數。下面就是得出的結論和數據：

一. 驚人的鎮定與寧靜

　　他們第一個研究的是奧瑟的從左至右的前額皮質活動頻率。比較快樂的人往往有較高的從左至右的頭腦活動，同時預示著你在心理和身體上能從壓力中恢復的速度。

　　奧瑟的頻率跟 175 人的樣本相比較了下，他的根本就是爆表了。這種爆表的前額皮質活動頻率的不對稱性顯示了高度的鎮定與寧靜和對挫折的抵抗性。

二. 對肢體語言的高度掌握

　　Paul Ekman 對我們了解情緒和面部表情的方式做了革命性地改變。在對電視節目「對我說謊」的主角就是基於他和他的研究。從 FBI 探員，臨床心理學家和大學生，艾克曼對幾百個人的這種微妙表情的能力進行了監測。但他們對奧瑟所做的測試卻無法預知結果。

三. 認知情緒的能力

四. 超高的認知能力

　　奧瑟的頭腦必定非常敏銳，專注和快速來捕捉並處理這些表情，比其他測試的人要快得多。

五. 沒有任何吃驚反應

　　艾克曼對人們吃驚的反應研究超過數十年。吃驚反應通常是有很高的聲音或者其他吃驚的事件發生時人們給的反應。我確定你也經歷過，我們在一毫秒之內眨眼，這是一個天生的反應。他們在幾乎每個人的身上都發現了，甚至在警察和女人身上。他們一直在訓練他們的槍法，但

每次槍響的時候，他們還是會微眨下，他們受驚了，每個人都有。或者說，奧瑟是他們在有記錄以來第一個可以壓制吃驚反應的人。在他冥想的時候，他是如此放鬆並且專注在他冥想上，沒有什麼能讓他吃驚。

六. 高超的談判能力

讓奧瑟跟西方科學家坐下來談論有爭議的話題，如：爲什麼科學家應該放棄科學來做喇嘛和轉世投胎的試驗中，奧瑟跟兩個人交流了。

第一個是放鬆的科學家，他們進行一次愉快的交談並保持了冷靜。然後換了一個極愛爭論的，嚴酷的無法容忍的科學家進行了交談，他們都對結果好奇。

然後這位科學家是這麼說的：我不能跟他對抗，我總是見他的道理和微笑，這個好像勢不可擋。我感覺到如陰影或是光暈一樣的東西使我無法咄咄逼人。科學家變得如此的冷靜跟友好，根本無法預料。奧瑟高度的鎮靜對他產生了影響，情緒是傳染的。

七. 焦慮程度減少

金設計了一個實驗設計，把人們分成控制組和實驗組。控制組簽訂了覺知冥想班，但一直在等待名單上。

實驗組要跟控制組相比較參加了冥想班。這個班有 8 個星期，他們平均每天冥想 45 分鐘，他們做了一點瑜伽，覺知呼吸，身體掃描，還有研討會講解給他們冥想。在這個實驗中，金得出結論說冥想的好處不單只在喇嘛身上體現。只在 8 個星期，參加冥想的人的獲得了很大的改變，在心理和生理兩個方面。第一個就是在焦慮程度上有明顯的較少，跟控制組相比較。

八. 比較好的心情

另外他們還掃描了參與者的頭腦，想奧瑟一樣，他們從左至右的前額皮質活動頻率跟控制組相比有了改變。他們證明正面情緒多了，負面情緒較少了。

九.更強的免疫系統

金還給這些人注射了感冒病毒來看他們的免疫系統是如何應付的。參加了冥想班的人有了更強的免疫系統並且康復得很快。

所以冥想的益處不只限於心理上，生理上也有。金的實驗和奧瑟的實驗使得整個世界和科學界開始注意到他們。接下來我會列出一些冥想超人的益處。

十. 改善的決策力

想像一下，你在一個老虎機上下注。你要花 50 美金，即使在經過一個小時的押注你沒有贏半毛錢，你還是不斷接近贏得一萬美金的頭獎問題是，你正好花完了你的第 50 個美金。雖然你花了很多的時間和金錢，與其讓這些努力都白費，或許你應該花另外一個 10 美元至少贖回你的損失，肯定有個人要贏的，對嗎？

這樣的思想史不理智的 (說起來簡單，如果不是你的話)，對嚴格思想人群來說，這個叫做沉沒成本謬論。這種微妙形式的認知扭曲是因為悲觀影響我們的決策能力。不管你放錢到不斷失敗的生意或者忍著看完一個你不喜歡的電影因為你付出了金錢。但是我們可以躲過它。

只要 15 分鐘的呼吸關注冥想我們可以組織我們的大腦並做聰明的決定。通過讓我們的注意力集中在當下我們可以清楚地考慮我們的決定並避免反思以前的事，而扭曲我們的思維。

十一. 延緩神經組織退化疾病

在以色列一家醫學研究中心的一項研究表明，跟冥想和壓力減輕有關的大腦變化可能會在跟年齡有關的神經錯亂如帕金森症和痴呆症中扮演重要的角色。

在經歷了 8 周的基於覺知的壓力舒緩方案之後，患了帕金森症的參加患者比起控制組的人顯表現了較少的認知功能衰退。他們也報告了更高的幸福感，這反而提高了康復過程。

十二. 更強的創造力

創造力兩個最主要的部分是發散思維—想出很多想法—和收斂思維—把很多想法結合到一個頓悟時刻。

認知心理學家 Lorenza Colzato 和他的研究助手們在雷頓大學進行的一項研究， 研究兩種不同的冥想在發散和收斂思維的影響，發現冥想對其有改善效果。 有趣的是冥想的種類對於創造性思維的類型的影響。自由聯想冥想改善了發散思維，效果比集中精力冥想要好。

十三.提高學習速度

喬治·梅森大學教授 Robert Youmans 和伊利諾伊大學博士生 Jared Ramsburg 請了一些挑選的學生在講座之前做冥想，跟一個沒有進行的冥想的控制組進行了比較。

他們發現簡短的冥想不僅幫助學生們集中精力並更好地記住講座的內容，這也起到了很好的預知到誰能過誰過不了。所以冥想能起到提高學習速度的效果。

十四. 降低高血壓

有高血壓使得人們得心腦血管疾病，中風，充血性心力衰竭和腎病的幾率提高了。有研究表明超覺冥想的效果等於加入一個抗高血壓的藥物種類，而且沒有負面效應。

十五. 延長注意力持續時間

有過冥想經歷的人會知道，集中在某一個事物的注意力保持一段時間是很難得。

在一個迄今為止範圍很廣的冥想研究，研究者們挑選了 60 個參與者，並把他們分為兩組。一組是控制組，另一組參加了三個月的冥想靜修。參與靜修的人表現了不斷提高的注意力，在一個 30 分鐘的注意力測試中，而且這種結果在 5 個月內一直保持。

冥想使你集中精力並保持在無聊的刺激中。這跟快速學習和工作效果有著聯繫。

十六. 減少孤獨感

孤獨感和社交孤立感對我們的身心健康有所損害，特別是對大人來說。

在一項梅隴大學的由 J. David Creswell 主持的科研項目中，在 40 個老者中，他們發現持續了八周 30 分鐘的冥想，不但減少了孤獨感，而且還有炎性疾病的風險。

研究者說，訓練頭腦跟在健身房訓練二頭肌一樣重要。

十七. 克服上癮和渴求

俄勒岡州大學的一項研究裡，研究者們尋找一些有意減少壓力和提高工作效果的志願者來參加。但其實研究的目的是像看冥想如何影響吸菸行為，參與者們完全不知情，但確實有了效果，他們減少了他們吸菸行為 60% 左右。

冥想沒有強制參與者們戒菸，他只是改善了他們的自控能力和情緒控制能力，改變他們的壞習慣只是個副產品。

十八. 高痛苦門檻

蒙特婁大學一項對 13 個坐禪的冥想者的研究中，全部的參與者們都有至少 1000 個小時的練習，對照沒有冥想習慣的一個控制組，看看習慣性的冥想是否對痛苦的深度有所影響。

他們用了一個有衡量尺度的熱杆放在他們的腿肚子上，來看看他們的痛苦反應。冥想者們表現了 18% 的痛苦的減少。一個極端的例子是

一個自焚的和尚可以一動不動。

十九. 創傷後壓力症

在一項密西根大學的研究中，有創傷後壓力症的老兵參加了 8 週的覺知冥想組有了一個顯著的改善，73% 的病人有了顯著的改善而一般組只有 33%。

二十. 深度睡眠

對 25 至 45 歲的 11 個失眠患者的一項研究中，在白天的放鬆手法使得他們夜間的睡眠質量有所提高。睡眠進入時間和整個睡眠時間，清醒的時間，睡眠效率，進入睡眠之後的醒來次數，睡眠質量和抑鬱都有了顯著的改善。

二十一. 改善聽覺

俄勒岡州大學的一項研究里學音樂的學生在聽一段 10 分鐘的歌劇之前，進行了一次 15 分鐘的引導性冥想。他們監測了學生們的高潮感受和過度感受跟沒有進行冥想的一組進行比較。

總的來說，64% 的人感受到冥想增強了他們的聽覺感受。

關注是可以操縱的，通過使我們的大腦在當下，我們可以聽到那裡有什麼而不是我們期望是什麼。

二十二. 視覺空間記憶

當我們的視線略過某些物體時我們的注意力只能維持幾秒鐘。這就是為什麼藝術家們總是看來看去才能把畫完成。但是，有報導說有些和尚可以把複雜的圖畫儲存到腦子裡一次幾分鐘之久。

在 2009 年，視覺空間記憶是否能被改善的一項研究進行了，練習瑜伽的人們，記圖片在他們的腦海裡，表現在當他們冥想過後，他們有顯著的視覺空間記憶的改善。

二十三. 慈悲心

沒有慈悲心的人是不完整的。在佛教，慈悲心是對自己和他人的。如果只對他人有慈悲心，對自己沒有的話是非常可笑的。

一個在美國東北科技大學進行的研究表明，我們都可以變得有慈悲心，即使是在一個簡短的冥想過後，參與者的慈悲心提高了 50% 之多。

二十四. 拒絕分心

在多所醫科大學進行的研究表明，冥想可以增加頭腦中的阿爾法波段，這樣可以減少頭腦中分心的信息。如果你發現很容易被一些細小的東西分心的話，冥想會讓你注意力集中並且使得其他刺激物出局。

二十五. 自動神經系統控制

你的自動神經系統不在你的意識控制範圍內，它是自發的。你不知道對某一個危險來說，你的免疫系統該做多少工作。再者說，我們很少有人能像 Wim Hof（又稱冰人）那樣常年進行冥想。

他可以忍受能殺死常人的嚴寒。荷蘭內梅亨拉德伯德大學對他進行了研究，在他冥想的時候對他進行了細菌注射，看看他的免疫系統有什麼反應。他可以抑制他免疫反應 50% 之多，比較其他的 240 個參與人員。他幾乎沒有什麼類似感冒的反應，並減少了炎症。他真的是一個超人，他說這些能力都源於他的冥想練習。

二十六. 更乾淨的皮膚

新的一項研究表明壓力可能對皮膚炎症如痤瘡和牛皮癬有影響，我們知道冥想有減少壓力的功能，所以他會間接地幫助減輕皮膚炎症。

結論：

我雖然在此只列舉了 26 個冥想的益處，但事實上益處可能有 100個。有很多新的研究不斷推出表明冥想如何改善我們的生活還有我們周圍的人。冥想有 2500 年的歷史了，但從來沒有被重視直到一小部分的心理學家有突破模式的勇氣來把遠古的想法落實到測試中。

所以，從今天就開始做冥想吧。

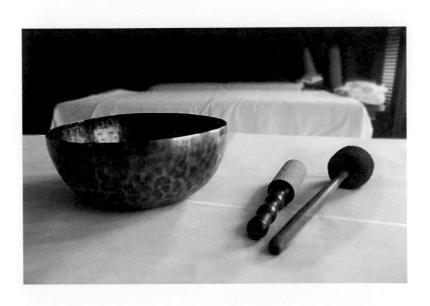

自我缽療-心得紀錄

編號：

日期/時間：

1.操作時間
2.使用方法
3.靜心前身體的感覺
4.靜心的反應
5.靜心後身體的感覺
靜心心得

如日記般經常紀錄(可將此頁複印使用)

自我缽療-心得紀錄

編號：

日期/時間：

1.操作時間	
2.使用方法	
3.靜心前身體的感覺	
4.靜心的反應	
5.靜心後身體的感覺	
靜心心得	

如日記般經常紀錄(可將此頁複印使用)

自我缽療 - 心得紀錄

編號：

日期/時間：

1.操作時間
2.使用方法
3.靜心前身體的感覺
4.靜心的反應
5.靜心後身體的感覺
靜心心得

如日記般經常紀錄(可將此頁複印使用)

自我缽療-心得紀錄

編號：

日期/時間：

1.操作時間	
2.使用方法	
3.靜心前身體的感覺	
4.靜心的反應	
5.靜心後身體的感覺	
靜心心得	

如日記般經常紀錄(可將此頁複印使用)

個案溝通缽療紀錄

編號：

日期/時間：

姓名	需求
生日　　　　　身型：☐ 水 ☐ 風 ☐ 火　身高　　體重	

溝通內容

1.最近特別在意的事：

2.情緒反覆困擾個案的事件：

3.可否延伸到孩提發生的事：

銅缽療法

個案當天的反應

個案非當天之後的回饋

個案溝通缽療紀錄

編號：

日期/時間：

姓名	需求
生日　　　　　身型：☐ 水 ☐ 風 ☐ 火　身高　　　體重	

溝通內容

1.最近特別在意的事：

2.情緒反覆困擾個案的事件：

3.可否延伸到孩提發生的事：

銅缽療法

個案當天的反應

個案非當天之後的回饋

療程建議七次(七大脈輪)

(可將此頁複印使用)

個案溝通缽療紀錄

編號：

日期/時間：

姓名		需求			
生日	身型：☐ 水 ☐ 風 ☐ 火		身高		體重

溝通內容

1.最近特別在意的事：

2.情緒反覆困擾個案的事件：

3.可否延伸到孩提發生的事：

銅缽療法

個案當天的反應

個案非當天之後的回饋

療程建議七次(七大脈輪)

(可將此頁複印使用)

個案溝通缽療紀錄

編號：

日期/時間：

姓名	需求
生日　　　　身型：☐水 ☐風 ☐火　身高　　　體重	

溝通內容
1.最近特別在意的事：
2.情緒反覆困擾個案的事件：
3.可否延伸到孩提發生的事：
銅缽療法
個案當天的反應
個案非當天之後的回饋

療程建議七次(七大脈輪)

(可將此頁複印使用)

自我缽療-心得紀錄

編號：

日期/時間：

1.操作時間
2.使用方法
3.靜心前身體的感覺
4.靜心的反應
5.靜心後身體的感覺
靜心心得

如日記般經常紀錄(可將此頁複印使用)

自我缽療 - 心得紀錄

編號：

日期/時間：

1.操作時間
2.使用方法
3.靜心前身體的感覺
4.靜心的反應
5.靜心後身體的感覺
靜心心得

如日記般經常紀錄(可將此頁複印使用)

缽療師療癒紀錄

編號：

日期/時間：

溝通內容
1.自我特別在意的事：
2.個案情緒反覆困擾的事件：
3.孩提時曾經發生過類似的事件： ☐ 是　☐ 否   想對自己說的話 (自由書寫 3-5 分鐘)

在療程中說出口或沒說出口的話，都可以自己記錄下來

(可將此頁複印使用)

缽療師療癒紀錄

編號：

日期/時間：

溝通內容
1.自我特別在意的事：
2.個案情緒反覆困擾的事件：
3.孩提時曾經發生過類似的事件： ☐ 是　☐ 否 想對自己說的話 (自由書寫 3-5 分鐘)

在療程中說出口或沒說出口的話，都可以自己記錄下來

(可將此頁複印使用)

表一、個人體質檢測

	風型	火型	水型
可能性格	☐ 鬱鬱寡歡 ☐ 優柔寡斷 ☐ 心緒不定 ☐ 沒有安全感 ☐ 皮膚乾燥 ☐ 難以下決定	☐ 缺乏包容心 ☐ 焦躁難耐 ☐ 愛使壞心眼 ☐ 沒有自信 ☐ 愛抱怨 ☐ 腸胃狀況不佳 ☐ 易怒 ☐ 好勝心強 ☐ 易嫉妒	☐ 不自覺想依賴別人 ☐ 反應或動作較慢 ☐ 常覺得懶洋洋 ☐ 容易水腫 ☐ 不肯面對現實 ☐ 愛鑽牛角尖 ☐ 沒有對任何事物著迷 ☐ 固執挑剔
身材	☐ 偏瘦 ☐ 四肢纖瘦	☐ 不偏瘦也不偏胖 ☐ 體重適中	☐ 較壯碩 ☐ 西洋梨身材
飲食喜好	☐ 喜吃苦味 ☐ 喜澀味如茶葉等 ☐ 喜吃辣味	☐ 喜吃辣味 ☐ 喜吃酸味 ☐ 喜吃鹹味	☐ 喜吃甜味 ☐ 喜吃鹹味
夢境內常出現事物	☐ 令人覺得恐懼的 ☐ 在空中飛來飛去 ☐ 跳來跳去 ☐ 奔跑	☐ 火熱的 ☐ 憤怒的感受 ☐ 暴力的畫面 ☐ 戰爭	☐ 水、河流 ☐ 海洋 ☐ 湖泊 ☐ 游泳 ☐ 浪漫的事物
說話特質	☐ 說話快 ☐ 手勢多、手舞足蹈	☐ 話語較尖銳 ☐ 講話較精準	☐ 說話較慢 ☐ 內容較單調
其它	☐ 食慾不佳 ☐ 易失眠 ☐ 常情緒低落 ☐ 易便祕 ☐ 排便較乾硬	☐ 常感覺很熱 ☐ 多汗且有異味 ☐ 胃酸過多 ☐ 易腹瀉 ☐ 排便成型適中	☐ 手腳易冰冷 ☐ 新陳代謝較差 ☐ 飯後易疲勞 ☐ 常感覺孤獨和悲傷 ☐ 大便較黏稠
個別小計	有_____個勾	有_____個勾	有_____個勾
療癒建議	可以多做海底輪和生殖輪相關療癒	海底輪、生殖輪、心輪、喉輪都要平均施作	可以多做心輪和喉輪相關療癒

表一、個人體質檢測

	風型	火型	水型
可能性格	☐ 鬱鬱寡歡 ☐ 優柔寡斷 ☐ 心緒不定 ☐ 沒有安全感 ☐ 皮膚乾燥 ☐ 難以下決定	☐ 缺乏包容心 ☐ 焦躁難耐 ☐ 愛使壞心眼 ☐ 沒有自信 ☐ 愛抱怨 ☐ 腸胃狀況不佳 ☐ 易怒 ☐ 好勝心強 ☐ 易嫉妒	☐ 不自覺想依賴別人 ☐ 反應或動作較慢 ☐ 常覺得懶洋洋 ☐ 容易水腫 ☐ 不肯面對現實 ☐ 愛鑽牛角尖 ☐ 沒有對任何事物著迷 ☐ 固執挑剔
身材	☐ 偏瘦 ☐ 四肢纖瘦	☐ 不偏瘦也不偏胖 ☐ 體重適中	☐ 較壯碩 ☐ 西洋梨身材
飲食喜好	☐ 喜吃苦味 ☐ 喜澀味如茶葉等 ☐ 喜吃辣味	☐ 喜吃辣味 ☐ 喜吃酸味 ☐ 喜吃鹹味	☐ 喜吃甜味 ☐ 喜吃鹹味
夢境內常出現事物	☐ 令人覺得恐懼的 ☐ 在空中飛來飛去 ☐ 跳來跳去 ☐ 奔跑	☐ 火熱的 ☐ 憤怒的感受 ☐ 暴力的畫面 ☐ 戰爭	☐ 水、河流 ☐ 海洋 ☐ 湖泊 ☐ 游泳 ☐ 浪漫的事物
說話特質	☐ 說話快 ☐ 手勢多、手舞足蹈	☐ 話語較尖銳 ☐ 講話較精準	☐ 說話較慢 ☐ 內容較單調
其它	☐ 食慾不佳 ☐ 易失眠 ☐ 常情緒低落 ☐ 易便祕 ☐ 排便較乾硬	☐ 常感覺很熱 ☐ 多汗且有異味 ☐ 胃酸過多 ☐ 易腹瀉 ☐ 排便成型適中	☐ 手腳易冰冷 ☐ 新陳代謝較差 ☐ 飯後易疲勞 ☐ 常感覺孤獨和悲傷 ☐ 大便較黏稠
個別小計	有＿＿＿＿個勾	有＿＿＿＿個勾	有＿＿＿＿個勾
療癒建議	可以多做海底輪和生殖輪相關療癒	海底輪、生殖輪、心輪、喉輪都要平均施作	可以多做心輪和喉輪相關療癒

表一、個人體質檢測

	風型	火型	水型
可能性格	□ 鬱鬱寡歡 □ 優柔寡斷 □ 心緒不定 □ 沒有安全感 □ 皮膚乾燥 □ 難以下決定	□ 缺乏包容心 □ 焦躁難耐 □ 愛使壞心眼 □ 沒有自信 □ 愛抱怨 □ 腸胃狀況不佳 □ 易怒 □ 好勝心強 □ 易嫉妒	□ 不自覺想依賴別人 □ 反應或動作較慢 □ 常覺得懶洋洋 □ 容易水腫 □ 不肯面對現實 □ 愛鑽牛角尖 □ 沒有對任何事物著迷 □ 固執挑剔
身材	□ 偏瘦 □ 四肢纖瘦	□ 不偏瘦也不偏胖 □ 體重適中	□ 較壯碩 □ 西洋梨身材
飲食喜好	□ 喜吃苦味 □ 喜澀味如茶葉等 □ 喜吃辣味	□ 喜吃辣味 □ 喜吃酸味 □ 喜吃鹹味	□ 喜吃甜味 □ 喜吃鹹味
夢境內常出現事物	□ 令人覺得恐懼的 □ 在空中飛來飛去 □ 跳來跳去 □ 奔跑	□ 火熱的 □ 憤怒的感受 □ 暴力的畫面 □ 戰爭	□ 水、河流 □ 海洋 □ 湖泊 □ 游泳 □ 浪漫的事物
說話特質	□ 說話快 □ 手勢多、手舞足蹈	□ 話語較尖銳 □ 講話較精準	□ 說話較慢 □ 內容較單調
其它	□ 食慾不佳 □ 易失眠 □ 常情緒低落 □ 易便祕 □ 排便較乾硬	□ 常感覺很熱 □ 多汗且有異味 □ 胃酸過多 □ 易腹瀉 □ 排便成型適中	□ 手腳易冰冷 □ 新陳代謝較差 □ 飯後易疲勞 □ 常感覺孤獨和悲傷 □ 大便較黏稠
個別小計	有_____個勾	有_____個勾	有_____個勾
療癒建議	可以多做海底輪和生殖輪相關療癒	海底輪、生殖輪、心輪、喉輪都要平均施作	可以多做心輪和喉輪相關療癒

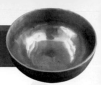

缽療師建議語句

　　諮詢開始前，建議缽療師向個案做下列陳述，並陳述三次，表示對後續談話的慎重以及個案隱私的注重，諮商內容不會向第三人洩漏，亦不會與其他人討論相關事件，增加個案對缽療師的信任度。

　　缽療師亦可選用自己適用的陳述語句。無硬性規定。

建議語句：

　　「我 OOO 今天向你承諾(保證......)，今天療癒的(溝通的、談話的......)內容，不會連名帶事件的，向第三人透漏(洩漏、討論......)。」

　　「我 OOO 將以一片明鏡之姿，照見反射所有事物的發生，且不帶評論與評判。」

　　遇到個案不太願意打開心房，或不太願意溝通時，可請對方口頭上先做三次保證，讓諮詢過程更有效率，也讓個案較真誠。有益缽療師直接找到問題所在。

　　「我OOO 願意敞開心房重新檢視自己」

　　諮詢時，可以請個案「觀想白光/陽光/聖光罩罩」，讓個案感受上能更加舒適與安心。

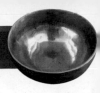

世界上最有用的入睡神器

世界上最有效的冥想用具

科學·醫學·哲學的頌缽冥想

The Book of Singing Bowl

Scientific Therapeutic Philosophic

國家圖書館出版品預行編目(CIP)資料

科學·醫學·哲學的頌缽冥想：世界上最有用的入睡神器 世界上最有效的冥想用具 = The book of singing bowl: scientific therapeutic philosophic / 宸甄作. -- 二版. --
臺中市：賴怡君, 2020.12　面；　公分
ISBN 978-957-43-8355-9(平裝)
1.心靈療法 2.缽
418.98　　　　　　　　　　109019186

作　者：宸甄

出版者：賴怡君

地址	台中市北區忠明路 502 之 1 號 B 棟 8 樓
電話	0934134737
電郵	kamala170704@gmail.com kamalaa90@qq.com
官網	https://www.kamala.tw

代理經銷／白象文化事業有限公司

401 台中市東區和平街 228 巷 44 號

電話：(04)2220-8589 傳真：(04)2220-8505

出版時間：2022 年 6 月　版次：二版

價格：1250 元

ISBN：9789574383559

微信　　　　　LINE　　　　　FB粉絲頁

購缽及課程諮詢歡迎加入我們

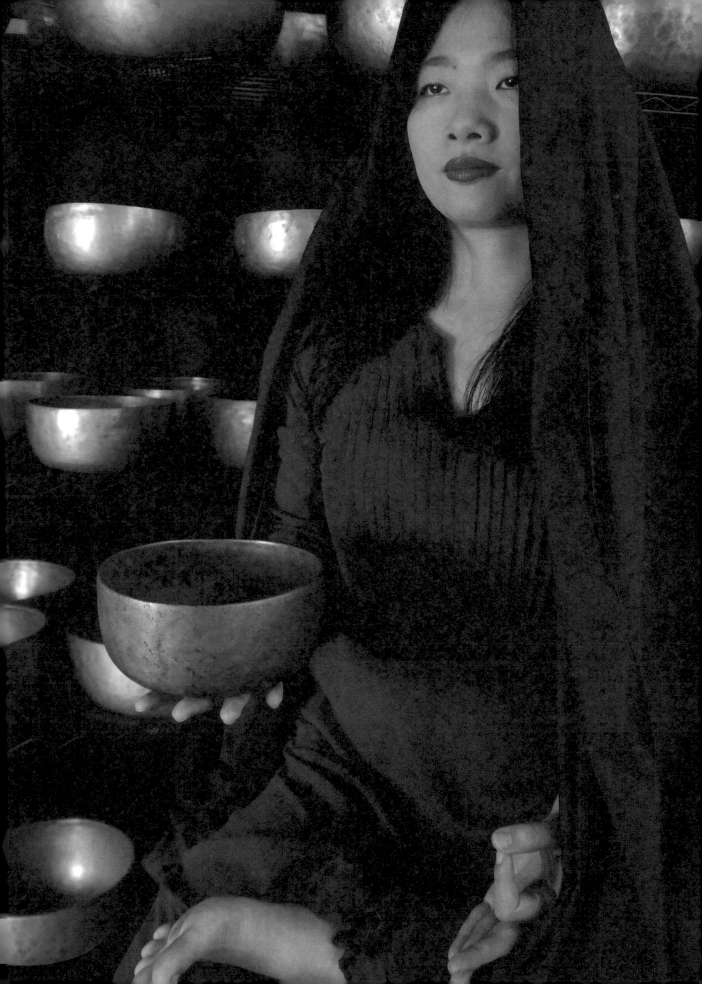